Alongue-se no trabalho

Dados Internacionais de Catalogação na Publicação (CIP)
(Câmara Brasileira do Livro, SP, Brasil)

Alongue-se no trabalho / Bob Anderson; ilustrado por Jean Anderson; tradução Denise Maria Bolanho. – São Paulo: Summus, 1998.

Título original: Stretching at your computer or desk.
Bibliografia.
ISBN 978-85-323-0631-9

1. Exercícios de alongamento 2. Microcomputadores – Aspectos de saúde 3. Escrivaninhas – Aspectos de saúde I. Anderson, Jean, 1945 II. Título.

98-0548 CDD-613.71

Índice para catálogo sistemático:
1. Exercícios de alongamento : Higiene   613.71

Compre em lugar de fotocopiar.
Cada real que você dá por um livro recompensa seus autores
e os convida a produzir mais sobre o tema;
incentiva seus editores a encomendar, traduzir e publicar
outras obras sobre o assunto;
e paga aos livreiros por estocar e levar até você livros
para a sua informação e o seu entretenimento.
Cada real que você dá pela fotocópia não autorizada de um livro
financia o crime
e ajuda a matar a produção intelectual de seu país.

Alongue-se no trabalho

Exercícios de alongamento
para escritório e computador

Bob Anderson

Ilustrações de Jean Anderson

summus
editorial

Do original em língua inglesa
STRETCHING AT YOUR COMPUTER OR DESK
Copyright © 1997 by Robert A. Anderson, Jean E. Anderson e
Shelter Publications, Inc., Bolinas, California, USA
Direitos desta tradução adquiridos por Summus Editorial

Tradução: **Denise Maria Bolanho**
Capa: **Adaptada por BVDA/Brasil Verde da capa original de David Wills**

Atenção:
Os alongamentos, exercícios e outras informações deste livro
não pretendem substituir diagnóstico e/ou tratamento médico.
Se você tem algum problema físico ou de saúde, consulte seu
médico antes de iniciar alguma nova atividade física.

Summus Editorial
Departamento editorial:
Rua Itapicuru, 613 – 7º andar
05006-000 – São Paulo – SP
Fone: (11) 3872-3322
Fax: (11) 3872-7476
http://www.summus.com.br
e-mail: summus@summus.com.br

Atendimento ao consumidor:
Summus Editorial
Fone: (11) 3865-9890

Vendas por atacado:
Fone: (11) 3873-8638
Fax: (11) 3873-7085
e-mail: vendas@summus.com.br

Impresso no Brasil

Com exceção da invenção da máquina a
vapor por Watt e a subseqüente mecanização
e industrialização do trabalho humano, talvez
nenhum avanço tecnológico na organização e
desempenho do trabalho tenha causado tanto
interesse entre os seres humanos e suas
organizações sociais e técnicas quanto a
invenção e subseqüente proliferação do
computador.

Harry L. Davis, no prefácio para
Ergonomics in Computerized Offices
de Etienne Grandjean

É Fácil Usar Este Livro

Este livro é para pessoas ocupadas. Ele é essencialmente visual e os desenhos transmitem a maior parte das informações. O texto é mínimo.

COMO ALONGAR-SE
Primeiramente, leia as páginas *14* a *17* sobre os princípios básicos do alongamento.

ORIENTE-SE PELAS SENSAÇÕES
A seguir, observe a seqüência de seis alongamentos nas páginas *20* a *23*. Essa seqüência irá ensinar-lhe como se alongar.

SÉRIES DE ALONGAMENTOS
Depois, vá para as páginas *29* a *49* e observe as séries de alongamentos. Elas são a essência do livro.

INSTRUÇÕES PARA OS ALONGAMENTOS
Leia as instruções para cada um dos alongamentos (pp.*75* a *94*) ao executá-los pela primeira vez. (Veja a página de referência abaixo de cada série de alongamentos.)

Então, escolha um programa e

ALONGUE-SE

Alongue-se no trabalho

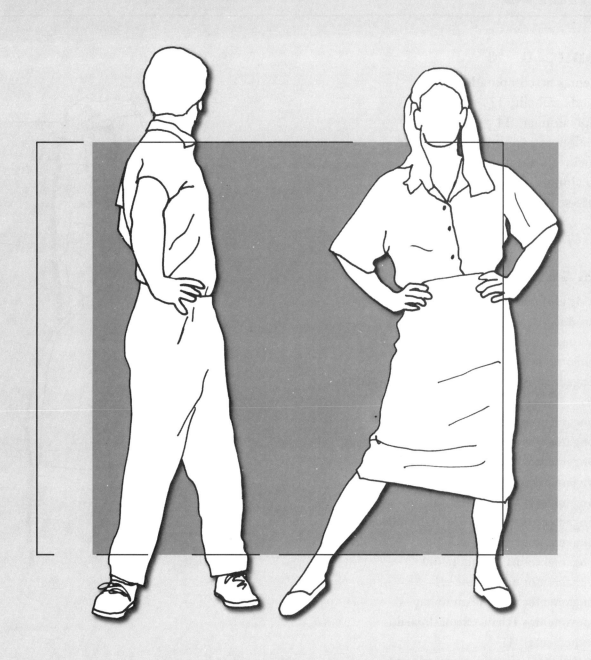

Sumário

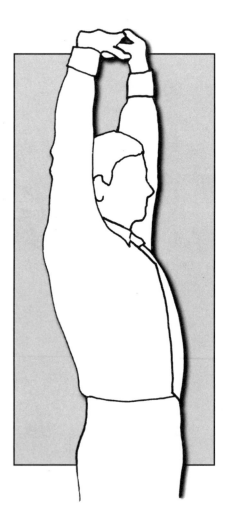

INTRODUÇÃO 10

Problemas no computador
e mesa de trabalho 12
Quando alongar 14
Onde alongar 14
Benefícios do alongamento 15
Como alongar 116
Oriente-se pelas sensações 20

SÉRIES DE ALONGAMENTOS 27

Séries de alongamentos 28
  Bom-dia!
    Alongamentos (*Startup*) 29
  Rigidez no pescoço e ombros 30
  Alongamentos para a região inferior das costas 31
  Alongamentos para digitadores 32
  Alongamentos para artistas gráficos 33
  Alongamentos em reuniões no escritório 34
  Alongamentos *on-line* 35
  Alongamentos de revitalização 36
  Alongamentos realmente revitalizantes 37
  Alongamentos espontâneos 38
  Alongamentos na copiadora 40
  Alongamentos no telefone 41
  Alongamentos antes de caminhar 42
  Alongamentos Tchau, tchau! (final do expediente) 43
Alongamentos na posição sentada 44
Alongamentos em pé 46
Alongamentos na posição sentada ou em pé 48

Sumário

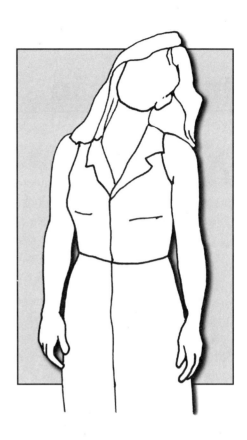

UM CORPO SEM DOR 53

Lesões por Esforços Repetitivos 54
Princípios ergonômicos 56
    Alongamentos para mãos, braços, ombros e pescoço 62
    Alongamentos para mãos, punhos e antebraços 64
    Alongamentos para punhos 65

Bons hábitos para um corpo sem dor 66
Exercícios no escritório 68
    por Bill Pearl
Movimentando-se 70

INSTRUÇÕES PARA OS ALONGAMENTOS 73

Instruções detalhadas sobre como fazer cada alongamento 74
    Mãos e punhos 75
    Mãos 78
    Ombros e braços 79
    Ombros, braços e pescoço 83
    Pescoço e ombros 84
    Tórax 85
    Pernas 86
    Costas 89
    Rosto 91
    Exercícios no escritório 92

APÊNDICE 97

Bibliografia 98
    Críticas de livros, Boletins, Catálogos e Recursos da Internet
Ferramentas 102
Índice de Alongamentos 104
    Todos os alongamentos no livro
Índice 106
Sobre os autores 108

Introdução

Aconteceu uma coisa singular no caminho da revolução eletrônica. Muitos de nós acabamos sentados em mesas de trabalho, trabalhando em terminais de computadores. E isso, como muitas pessoas descobriram, tem seus problemas, suas conseqüências.

As lesões por esforços repetitivos (como a síndrome do túnel do carpo e a tendinite) dos punhos, mãos e braços aumentaram cerca de 80% desde 1990, de acordo com o *U.S. Bureau of Labor Statistics*, e atualmente constituem a categoria mais ampla de lesões relacionadas ao local de trabalho. Na verdade, elas estão sendo descritas como a epidemia dos escritórios da década de 90.

A rigidez no pescoço e ombros, dor na região inferior das costas, tensão muscular e enrijecimento das articulações são comuns entre pessoas que trabalham em computadores. É assim que o corpo nos informa que alguma coisa está errada.

O corpo humano não foi projetado para permanecer longos períodos na posição sentada. Permanecer imóvel horas seguidas é um fenômeno relativamente recente na história da humanidade. Durante dois milhões de anos, nossos ancestrais precisaram usar seus corpos e músculos diariamente. Nos tempos do nomadismo, a atividade era exigida para a caça e o agrupamento. Com a revolução agrícola, cultivar o solo, plantar e colher exigem esforço físico. Entretanto, após a Revolução Industrial e o advento de máquinas e veículos motorizados, a atividade física começou a diminuir; mesmo assim, milhões de pessoas ainda trabalhavam em fábricas e linhas de montagem, usando seus corpos diariamente.

Agora tudo isso está mudando — rapidamente. A revolução eletrônica levou um número maior de pessoas a ficar cada vez mais tempo sentadas, trabalhando em computadores, e os problemas resultantes estão se multiplicando.

Este livro é para pessoas que trabalham em computadores e/ou mesas de trabalho e desejam fazer alguma coisa para evitar os efeitos negativos sobre o corpo, provocados pelas posições fixas e pelo trabalho sedentário em escritórios.

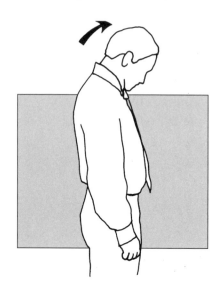

Introdução

O alongamento é uma solução maravilhosa. É uma atividade muito simples que pode fazer você se sentir melhor. Ele é suave, tranqüilo e relaxante. Praticado corretamente, pode evitar muitos problemas relacionados ao trabalho em computador antes de eles surgirem e — se já houver algum dano — ajudar na reabilitação.

O alongamento pode ser feito em quase todos os lugares e a qualquer hora, não exigindo nenhum equipamento especial, nenhuma roupa especial, nenhuma habilidade especial. Você pode alongar-se periodicamente, no decorrer do dia, esteja onde estiver. Geralmente, ele pode ser executado enquanto você está fazendo alguma outra coisa: numa reunião no escritório, no telefone ou esperando o computador processar informações.

Durante quase trinta anos Bob Anderson ensinou alongamentos para as pessoas e observou resultados gratificantes proporcionados por essa atividade física extremamente fácil — em indivíduos de todas as classes sociais e profissões, desde pessoas comuns até aquelas em cadeira de rodas e atletas famosos.

Este livro utiliza os princípios básicos do alongamento em problemas inerentes ao trabalho em computador e aos longos períodos na posição sentada. Ele mostrará como as pequenas pausas para fazer alongamentos durante o dia podem fazer você se sentir melhor, resultando num dia de trabalho mais produtivo.

Mas, primeiramente, vamos examinar os problemas típicos de quem trabalha em computador.

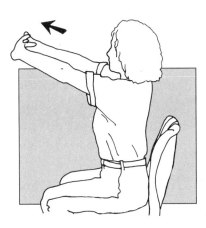

Problemas no computador e mesa de trabalho

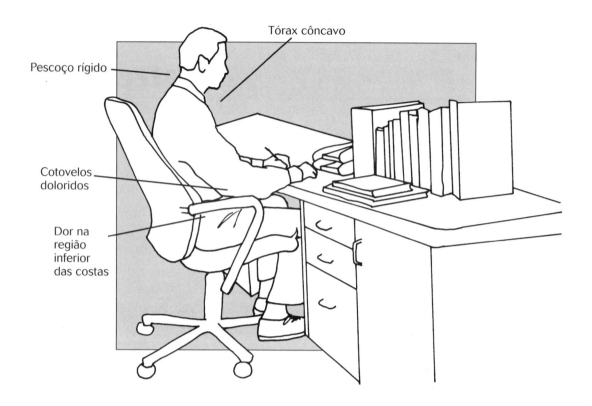

Uma disposição típica de mesa de trabalho

- **Dor nas costas** — Quando ficamos sentados por longos períodos, a coluna tende a ficar comprimida. Se a sua postura for ruim, a gravidade acentua o problema, podendo provocar dor nas costas.
- **Tensão muscular** — A imobilidade por longos períodos de tempo pode provocar dor no pescoço e nos ombros.

- **Enrijecimento das articulações** — A inatividade pode causar enrijecimento das articulações, tornando os movimentos mais difíceis ou mesmo dolorosos.
- **Má circulação** — Quando ficamos sentados e imóveis, o sangue tende a permanecer na parte inferior das pernas e pés e não circula facilmente pelo corpo.

Problemas no computador e mesa de trabalho

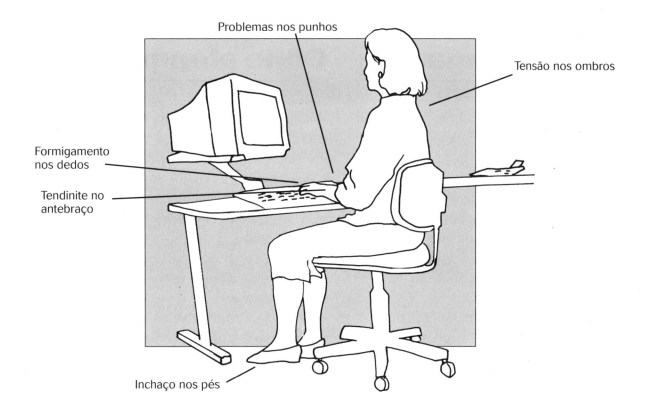

Um típico posto de trabalho

- **Lesões por esforços repetitivos** — Essas lesões são causadas pelo movimento repetitivo, geralmente das mãos. Por exemplo, a síndrome do túnel do carpo, um tipo de dor no punho, pode resultar do uso inadequado das mãos e/ou do posicionamento errado no posto de trabalho.

- **Tensão e estresse** — A intensa concentração mental pode provocar tensão física (rigidez e dor), a qual pode causar estresse mental — um ciclo debilitante. A tensão facial e a contração do maxilar podem causar dores de cabeça.

Quando alongar-se

Alongar-se mais ou menos a cada hora durante o dia pode ajudar a prevenir a rigidez e dor muscular e fazer você se sentir melhor. Você pode alongar-se:

- No trabalho, para aliviar a tensão nervosa
- Enquanto o computador está processando alguma coisa, mesmo que somente por 5-10 segundos
- Sempre que se sentir rígido, dolorido ou cansado
- Antes ou depois de fazer uma caminhada
- Pela manhã, logo depois de acordar e à noite, antes de dormir
- Quando precisar de mais energia
- Sempre que quiser se concentrar e dar o melhor de si

Onde alongar-se

Você pode alongar-se enquanto trabalha no computador ou na mesa de trabalho e em diversos outros lugares. Eis a sua oportunidade de ser criativo. Por exemplo, você pode alongar-se:

- No carro, quando estiver no assento do passageiro, no ônibus ou no trem, a caminho do trabalho.
- Na mesa de trabalho
- Enquanto fala no telefone
- Na copiadora
- Na sala de arquivo ou no bebedouro
- Em reuniões no escritório
- Em pé ou esperando na fila
- Antes de levantar para ir a qualquer lugar

Benefícios do alongamento

O alongamento é a mais simples de todas as atividades físicas. Ele é o antídoto perfeito para longos períodos de inatividade e imobilidade. O alongamento regular durante todo o dia irá:
- Diminuir a tensão muscular
- Melhorar a circulação
- Reduzir a ansiedade, o estresse e a fadiga
- Melhorar a prontidão mental
- Diminuir o risco de lesões
- Facilitar o seu trabalho
- Desenvolver a consciência corporal
- Fazer você se sentir melhor!

SE VOCÊ TIVER UMA LESÃO

Por favor, observe: Se você tiver uma lesão ou qualquer tipo de dor recorrente, conforme descrito nas páginas *12* e *13*, procure um médico ou serviço de saúde agora. O objetivo desses alongamentos não é curar problemas sérios. Caso você tenha sintomas de uma lesão por esforços repetitivos, já houve algum dano. Se você não tomar as providências corretas, o dano pode tornar-se permanente. Para mais detalhes, veja a seção sobre lesões por esforços repetitivos na página *54*.

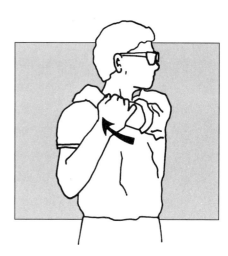

Como alongar-se

A MANEIRA CORRETA DE ALONGAR-SE

- Respirar naturalmente
- Relaxar
- Prestar atenção ao corpo
- Concentrar-se nos músculos e articulações sendo alongados
- Sentir o alongamento
- Orientar-se pela sensação do alongamento
- Não balançar!
- Sem dor!

A MANEIRA ERRADA DE ALONGAR-SE

- Prender a respiração
- Estar com pressa
- Não prestar atenção ao corpo
- Alongar quando estiver tenso
- Balançar
- Alongar-se até sentir dor

DUAS FASES

Há duas fases em cada alongamento: o alongamento suave e o alongamento progressivo. Eles são executados um após o outro.

O ALONGAMENTO SUAVE

Alongue-se até sentir uma leve tensão e mantenha por 5-10 segundos. Relaxe. Enquanto o alongamento é mantido, a sensação de tensão deve diminuir. Se isso não acontecer, ceda um pouco até ficar mais confortável. O alongamento suave mantém a flexibilidade, relaxa os músculos e tendões contraídos e diminui a tensão muscular.

O ALONGAMENTO PROGRESSIVO

Agora, alongue-se uma fração de centímetro a mais, até sentir novamente uma leve tensão. Mantenha por 5-10 segundos. Novamente, a sensação deve diminuir ou permanecer a mesma. Se a tensão aumentar ou tornar-se dolorosa, você está alongando-se demais — volte para um alongamento mais confortável. O alongamento progressivo reduz ainda mais a tensão e aumenta a flexibilidade.

Como alongar-se

TENHA EM MENTE OS SEGUINTES PONTOS

- Sempre faça os alongamentos dentro dos seus limites de conforto, jamais a ponto de sentir dor.
- Respire lentamente, ritmicamente e sob controle. Não prenda a respiração.
- Vá com calma. O alongamento suave, de longa duração, diminui a indesejável tensão e rigidez muscular.
- Não se compare com outras pessoas. Todos somos diferentes. As comparações podem fazê-lo alongar-se excessivamente.
- Se você está alongando-se de maneira correta, a sensação deve diminuir ligeiramente enquanto o alongamento é mantido.
- Qualquer alongamento que aumenta em intensidade ou se torna doloroso indica que você está alongando em excesso — o alongamento drástico (*veja a p. 23*).

PRESTE ATENÇÃO À SENSAÇÃO DE CADA ALONGAMENTO

Mantenha somente as tensões dos alongamentos que proporcionam uma sensação agradável. Relaxe enquanto se concentra na área sendo alongada.

IMPORTANTE
Não balance
Sem dor

ATÉ ONDE DEVO ME ALONGAR?

Nosso corpo está diferente a cada dia. Oriente-se pela sensação do alongamento.

ALONGAMENTO NÃO É EXERCÍCIO!

Você está alongando, não se exercitando. Não é necessário forçar. O alongamento é uma atividade branda, suave.

ESPERE DE 2 A 3 SEMANAS PARA OBTER BENEFÍCIOS

Os benefícios vêm com a regularidade. Continue alongando regularmente e veja como você se sente em algumas semanas.

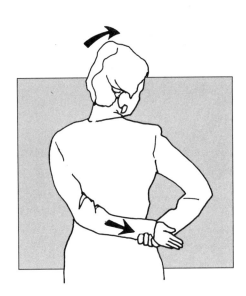

Observe um gato alongando-se. Os gatos são graciosos e coordenados. Instintivamente, eles alongam para manter os músculos tonificados, as articulações flexíveis. Observe como ele sente o alongamento, testa a tensão, relaxa, algumas vezes boceja, concentra-se no alongamento.

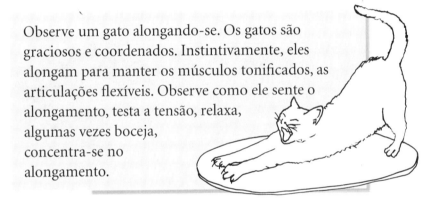

Oriente-se pelas sensações

A chave para o alongamento seguro e eficaz

Aqui, veremos uma seqüência de alongamentos que o ajudará a compreender a frase "Oriente-se pela sensação do alongamento". Isso é muito mais importante do que até onde você se alonga ou até onde os outros se alongam. Essa seqüência de seis alongamentos leva de 1 a 2 minutos.

Leia as páginas *16* e *17* sobre como fazer alongamentos, para compreender os princípios daquilo que estamos fazendo aqui.

Os alongamentos a seguir podem ser feitos na posição sentada ou em pé.

Nota: *as áreas sombreadas indicam as partes do corpo que estão sendo alongadas.*

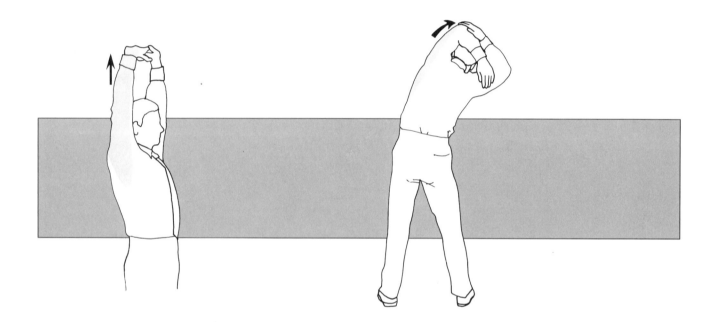

Comece com os joelhos ligeiramente flexionados. Entrelace os dedos acima da cabeça, com as palmas das mãos voltadas para fora e empurre suavemente os braços para cima até sentir um alongamento suave. Preste atenção à sensação. Não alongue em excesso. (Talvez você não consiga alongar tanto quanto o exemplo mostrado acima — não se preocupe com isso.) Mantenha confortavelmente por 8-10 segundos. Você deve ser capaz de dizer "Eu sinto o alongamento mas não sinto dor".

A seguir, com a mão direita, segure o cotovelo esquerdo por trás da cabeça até sentir um leve alongamento. Então, incline-se ligeiramente para a direita. Mantenha por 8-10 segundos. Não prenda a respiração; respire naturalmente. Então, repita com o outro lado: com a mão esquerda, segure o cotovelo direito, alongue suavemente e incline-se para a esquerda. Não alongue demais.

Oriente-se pelas sensações

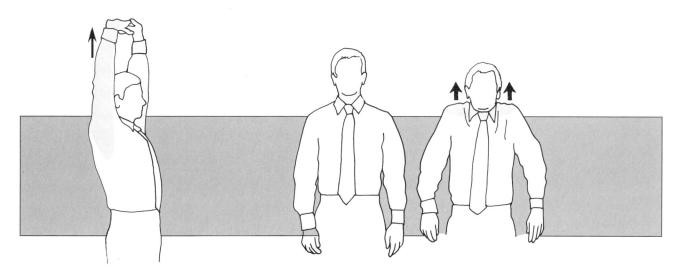

Agora, volte e repita o primeiro alongamento. Joelhos ligeiramente flexionados, entrelace os dedos acima da cabeça. Vire as palmas das mãos para fora e empurre os braços suavemente para cima. Qual a sensação? O alongamento está mais fácil agora? Você está um pouco mais flexível? Se você fizer esses alongamentos na frente do espelho, poderá ver a sua postura e também verificar se está alongando mais enquanto executa essa série.

A seguir, erga os ombros em direção às orelhas, controlando a tensão. Mantenha por 5-6 segundos e então relaxe os ombros, abaixando-os. "Ombros para cima, ombros para baixo." Mantenha o maxilar relaxado (o maxilar deve estar relaxado em todos os alongamentos).

Oriente-se pelas sensações

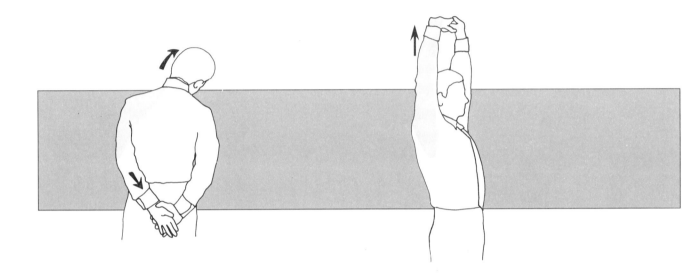

Agora, coloque as mãos para trás e segure o punho esquerdo com a mão direita. Puxe a mão direita para baixo e para a direita enquanto inclina a cabeça na mesma direção. Mantenha por 8-10 segundos. Isso alonga o pescoço, os ombros e os braços. Agora, repita com o outro lado. Certifique-se de estar mantendo somente os alongamentos suaves e confortáveis.

Agora, volte e repita o alongamento inicial. Com os joelhos ligeiramente flexionados, entrelace os dedos acima da cabeça. Vire as palmas das mãos para fora e empurre suavemente os braços para cima. Agora, qual é a sensação? A maioria das pessoas sentirá maior flexibilidade nesse alongamento depois de executar essa série. Novamente, um espelho pode ser útil para mostrar que você está adquirindo flexibilidade ao fazer esses alongamentos.

Oriente-se pelas sensações

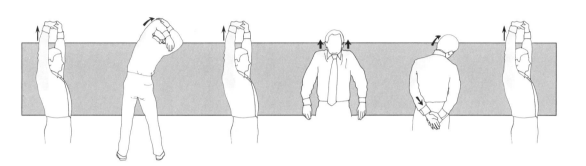

Acima, um resumo dos alongamentos que acabamos de executar. Eles são excelentes para serem feitos sempre que você estiver no computador, aliviando a rigidez do pescoço e ombros, diminuindo o estresse e relaxando. O objetivo desta seqüência de alongamentos é fazê-lo concentrar-se nas áreas sendo alongadas, *sentir* o alongamento.

Algumas vezes, é útil brincar com a leve tensão criada pelo alongamento. Vá e volte lentamente, concentrando-se na sensação. Vá do alongamento suave para o progressivo (*veja abaixo*) e volte outra vez. Respire naturalmente, relaxe e concentre-se nas áreas sendo alongadas.

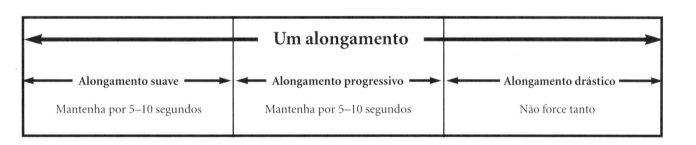

Depois de aprender esse princípio, sentindo realmente o que o alongamento está fazendo nos músculos e tendões, você poderá aplicá-lo a qualquer alongamento. Você terá aprendido a não alongar em excesso. Você terá aprendido o princípio mais importante do alongamento que é se *orientar pela sensação*.

Continue alongando

Para continuar relaxado, alongue-se regularmente durante todo o dia. Guarde este livro na gaveta ou deixe-o aberto sobre a escrivaninha (observe como o livro fica reto quando aberto).

Séries de Alongamentos

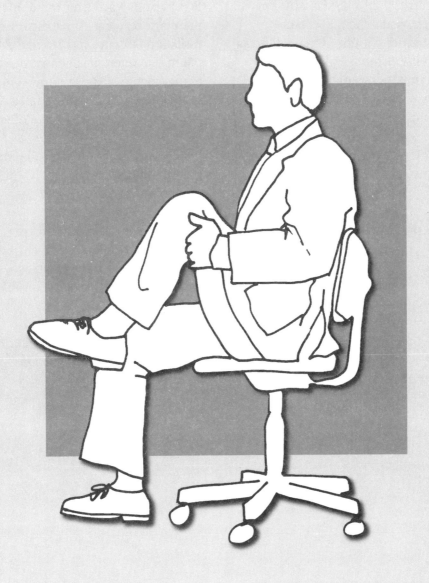

Séries de alongamentos

As séries a seguir (*pp.29 a 49*) constituem uma referência visual fácil. Elas estão agrupadas por situações comuns, circunstâncias ou hora do dia. O importante é alongar regularmente durante todo o dia.

A maior parte destes programas leva de 1 a 2 minutos.

Primeiro, leia as instruções *gerais* nas *páginas 16 a 17*.

Então, encontre o programa mais adequado às suas necessidades.

Deixe o livro aberto sobre a escrivaninha e acompanhe os desenhos. (A encadernação deste livro permite que ele permaneça aberto com facilidade.)

Sempre que você fizer um alongamento pela primeira vez, leia as instruções *específicas* para esse alongamento nas *páginas 74 a 96*. (Veja a página de referência abaixo de cada alongamento.) Após seguir as instruções algumas vezes, você saberá como fazer corretamente cada alongamento. Depois, basta olhar os desenhos.

Você pode fazer cópias de algumas das páginas para deixá-las em sua escrivaninha ou pregá-las na parede.

Alternativa: Uma outra forma de começar é consultar a *página 75* e fazer os alongamentos um a um, seguindo as instruções detalhadas. Essa é uma boa maneira de se familiarizar com cada alongamento.

Nota: *as áreas sombreadas indicam a parte do corpo que está sendo alongada.*

Bom-dia!

Tempo necessário: 1 minuto **Alongamentos (*Startup*)**

Eis uma boa maneira de começar o dia. Enquanto o seu computador está esquentando, faça estes alongamentos para relaxar e se preparar para trabalhar. Ligue o seu corpo enquanto estiver ligando o computador.

- Relaxe.
- Concentre-se nos músculos sendo alongados.

1

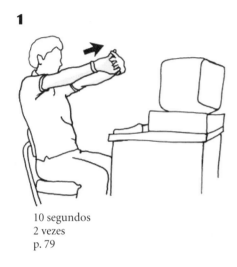

10 segundos
2 vezes
p. 79

2

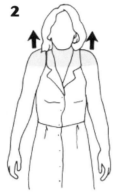

3 segundos
2 vezes
p. 79

3

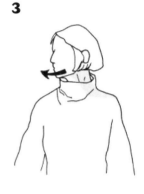

5 segundos
cada lado
p. 84

4

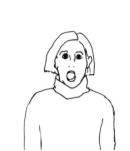

5 segundos
p. 91

5

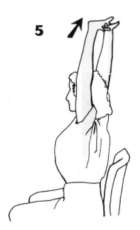

10 segundos
p. 80

6

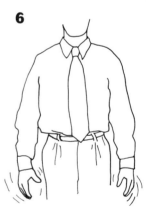

10 segundos
sacuda as mãos
p. 78

29

Rigidez no pescoço e ombros

Tempo necessário: 1 minuto

Todos nós nos sentimos rígidos devido à tensão ou por ficarmos parados trabalhando no computador. Faça estes alongamentos a qualquer hora do dia quando sentir rigidez no pescoço e/ou ombros. Cada alongamento leva 10 segundos ou menos e todos o ajudarão a relaxar.

- *Sinta* cada alongamento
- Respire naturalmente

1

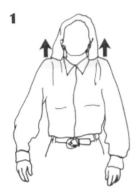

3 segundos
2 vezes
p. 79

2

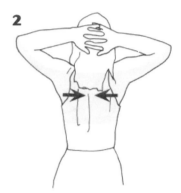

5 segundos
p. 81

3

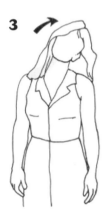

5 segundos
cada lado
p. 83

4

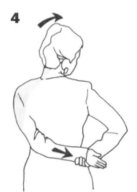

10 segundos
cada lado
p. 82

5

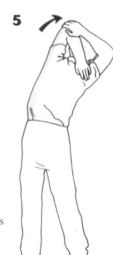

10 segundos
cada lado
p. 80

Alongamentos para a região inferior das costas

70 segundos

Permanecer sentado por longos períodos é uma das maiores causas de dores na região inferior das costas. Faça estes alongamentos durante o dia para mover os músculos da região inferior das costas e melhorar a circulação. Essa é uma boa maneira de evitar problemas nas costas.

Levante e movimente-se com a maior freqüência possível durante o dia.

1

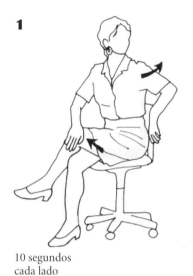

10 segundos
cada lado
p. 90

2

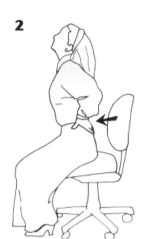

10 segundos
2 vezes
p. 85

3

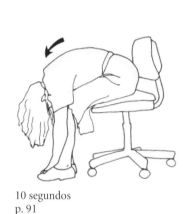

10 segundos
p. 91

4

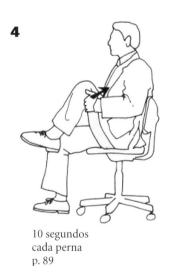

10 segundos
cada perna
p. 89

Aviso: Se você tem um histórico de problemas na região inferior das costas, consulte um médico de confiança que fará testes para verificar exatamente onde está o problema. Pergunte a ele que alongamentos mostrados neste livro seriam mais benéficos para você. Consulte também a Back Revolution© na página 103; ela ajudou muitas pessoas com problemas nas costas.

Alongamentos para digitadores

Tempo necessário: 76 segundos

Muitas pessoas não compreendem que trabalhar o dia inteiro digitando num teclado, dia após dia, é uma atividade que exige muito do corpo. As lesões por esforços repetitivos (LER) provocadas pelo uso do *mouse* e do teclado aumentaram dramaticamente. A série abaixo é específica para digitadores e seus potenciais problemas (ou atuais).

- Se você tem uma lesão, procure um médico (de preferência um que tenha experiência com LER) e pergunte quais alongamentos irão ajudá-lo a se recuperar.
- Se você não tem nenhuma lesão agora, faça estes alongamentos durante o dia como medicina preventiva. (Por exemplo, alongue-se enquanto estiver "salvando" alguma coisa.)
- *Veja a seção Um corpo sem dor, pp. 54 a 67, para saber mais sobre os problemas das LER.*

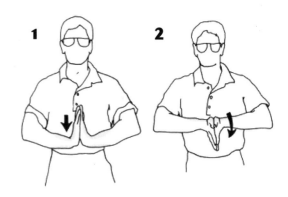

8 segundos
p. 77

8 segundos
p. 77

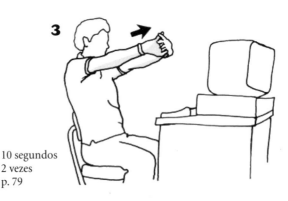

10 segundos
2 vezes
p. 79

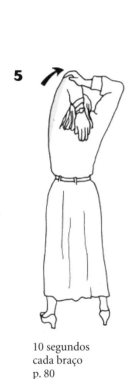

10 segundos
cada braço
p. 80

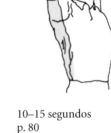

10–15 segundos
p. 80

10 segundos
p. 91

Movimente-se
É importante movimentar-se: faça uma pausa de 1 minuto a cada 10-15 minutos, ou uma pausa de 5 minutos a cada meia hora; levante e movimente-se.

Alongamentos para artistas gráficos

80 segundos

O esforço concentrado em imagens visuais força o corpo e os olhos. O uso de uma caneta magnética pode causar problemas nos dedos e nos punhos. Faça pausas freqüentes para fazer estes alongamentos ou faça-os enquanto estiver esperando o computador processar informações.

- Para outras sugestões, consulte o índice de alongamentos nas *páginas 104 a 105*.
- Você também pode fazer alguns exercícios ou movimentar-se (*veja as pp. 68 a 71*).

1

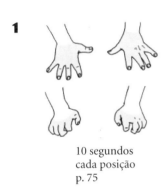

10 segundos
cada posição
p. 75

2

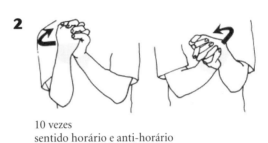

10 vezes
sentido horário e anti-horário
p. 75

4

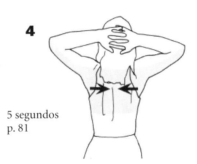

5 segundos
p. 81

5

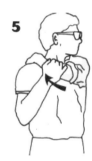

10 segundos
cada braço
p. 81

3

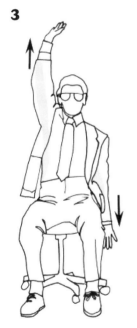

10 segundos
cada lado
p. 83

6

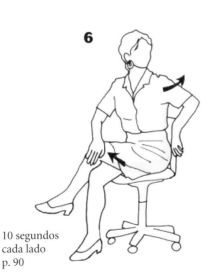

10 segundos
cada lado
p. 90

Adaptação visual
De vez em quando, olhe pela janela ou para um objeto distante. Desviar o olhar do trabalho próximo alivia o cansaço visual.

Alongamentos em reuniões no escritório

Todos conhecem os resultados físicos das reuniões: sonolência, rigidez, dor nas costas e nas pernas etc. Tente fazer alguns alongamentos durante uma reunião para evitar os efeitos da posição sentada.

Veja se você consegue ensinar o valor do alongamento para as pessoas que comparecem às reuniões. Não é tão esquisito!

- Faça os alongamentos em qualquer ordem.
- Respire profundamente.
- Mantenha uma boa postura.
- De vez em quando, contraia os músculos abdominais e mantenha. Então relaxe.
- *Para outras sugestões, consulte o índice de alongamentos nas* páginas 104 a 105.

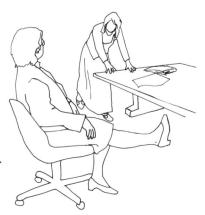

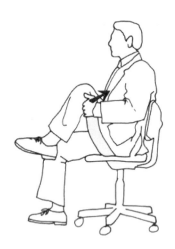 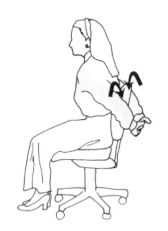 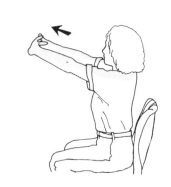

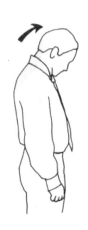 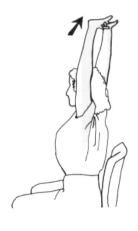 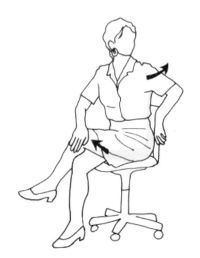

34

Alongamentos *On-line*

1 minuto

Independentemente da rapidez do seu *modem*, você está sempre esperando alguma coisa carregar, enquanto está *on-line*. (Isso provavelmente nunca mudará, pois apesar de os *modems* estarem ficando cada vez mais rápidos, os arquivos estão ficando cada vez maiores.) Estes alongamentos são para a parte superior do corpo, especialmente pescoço, ombros e punhos.

- Sempre que você estiver *on-line*, mas não estiver usando o teclado ou o *mouse*, pode fazer alongamentos para a parte superior do corpo, usando os dois braços.
- Depois de seguir este programa algumas vezes, você saberá de cor esses alongamentos; faça-os freqüentemente enquanto estiver *on-line*.
- Os alongamentos 1-6 formam uma série especial.
Veja as páginas 20 a 23 *para saber detalhes.*

> *Se não houver tempo para executá-los de uma só vez, divida a série em combinações mais curtas: 1, 2, 3 ou 4, 5, 6 ou 7, 8.*

1
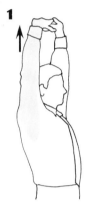
5 segundos
cada lado
p. 80

2
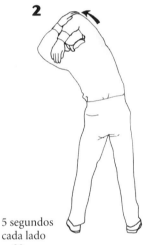
5 segundos
cada lado
p. 80

3
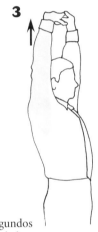
5 segundos
cada lado
p. 80

4
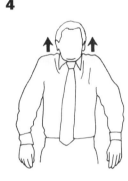
5 segundos
cada lado
p. 79

5
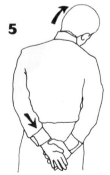
5 segundos
cada lado
p. 82

6
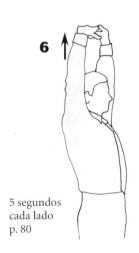
5 segundos
cada lado
p. 80

7
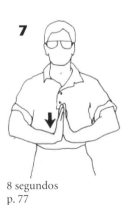
8 segundos
p. 77

8
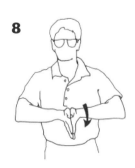
8 segundos
p. 77

Alongamentos de revitalização (*stressed-out*)

Tempo necessário: 90 segundos

- Teve um dia difícil?
- O computador está causando problemas?
- Vai a uma reunião importante?
- Precisa relaxar?

E então, há aquelas horas inevitáveis durante o dia quando o corpo avisa que está excessivamente tenso. Não deixe a tensão aumentar e arruinar o seu bom trabalho. Preste atenção em si mesmo durante todo o dia. Faça pausas freqüentes para alongar!

- Respire profundamente.
- Reserve alguns minutos para fazer esses alongamentos.

1
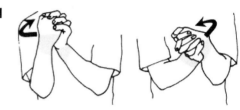
10 segundos
cada posição
p. 75

2
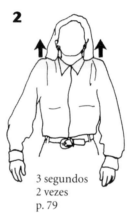
3 segundos
2 vezes
p. 79

3
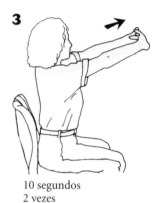
10 segundos
2 vezes
p. 79

4
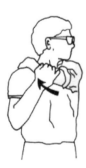
15 segundos
cada braço
p. 81

5
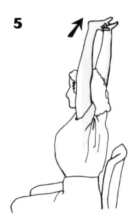
10 segundos
p. 80

6
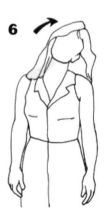
5 segundos
cada lado
p. 83

Alongamentos realmente revitalizantes

70 segundos

Ainda tenso? Esse foi um daqueles dias? Nos casos de tensão avançada, faça estes alongamentos, além daqueles mostrados na página oposta.

- Respire profundamente mais algumas vezes.
- Sente-se tranqüilamente ou medite alguns minutos.
- Caminhar ou fazer qualquer tipo de movimento ou exercício alivia a tensão.
- Relaxe e reserve alguns minutos para si mesmo!

1
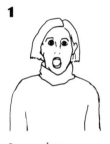
5 segundos
p. 91

2
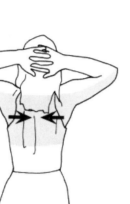
5 segundos
p. 81

3
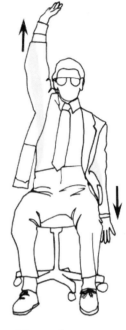
10 segundos
cada lado
p. 83

4
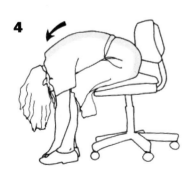
10 segundos
p. 91

5
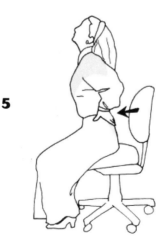
10 segundos
2 vezes
p. 85

6
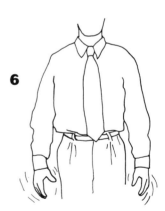
10 segundos
sacuda as mãos
p. 78

37

Alongamentos espontâneos

(Faça sempre que puder)

A idéia aqui é fazer uma pausa para alongar-se sempre que houver oportunidade — para rejuvenescer o corpo e recarregar as energias. Estes alongamentos demandam apenas alguns segundos cada um.

- Faça em qualquer ordem.
- Preste atenção ao corpo e alongue as partes que mais necessitam.
- Seja criativo e fique relaxado.
- Para outras sugestões, consulte o Índice de alongamentos nas *páginas 104 a 105* .

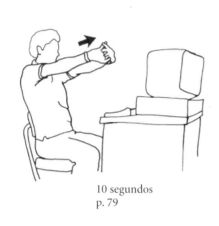

10 segundos
p. 79

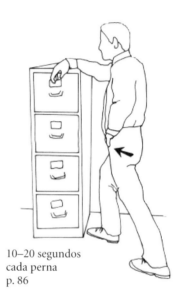

10–20 segundos
cada perna
p. 86

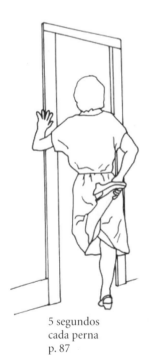

5 segundos
cada perna
p. 87

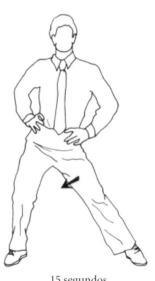

15 segundos
cada lado
p. 88

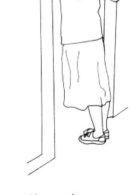

15 segundos
p.85

Alongamentos espontâneos

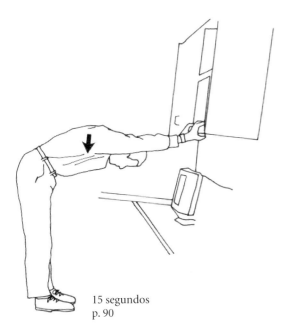

15 segundos
p. 90

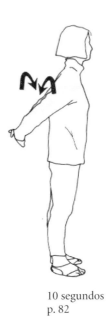

10 segundos
p. 82

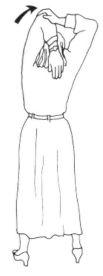

10 segundos
cada braço
p. 80

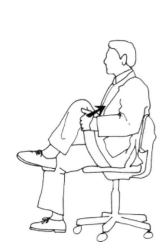

15 segundos
cada perna
p. 89

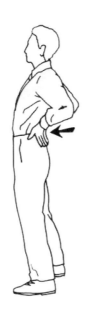

10 segundos
p. 85

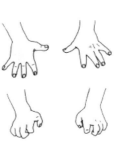

10 segundos
cada posição
p. 75

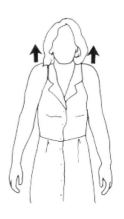

5 segundos
3 vezes
p. 79

Alongamentos na copiadora

(Ou alongamentos esperando-a-impressora)

Eis uma oportunidade para alongar-se enquanto está esperando. É um prêmio — não requer nenhum tempo extra!

- Alongue-se enquanto espera as cópias.
- Faça qualquer um dos alongamentos deste livro enquanto tira cópias. Seja criativo!
- Tire uma cópia desta página na copiadora (!) e pregue-a na parede ao lado da copiadora.

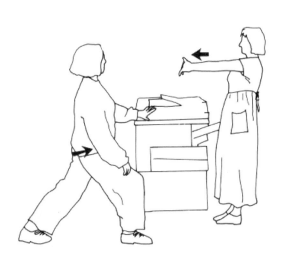
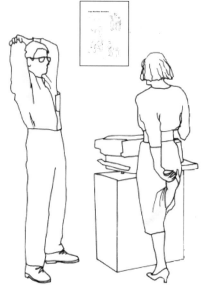
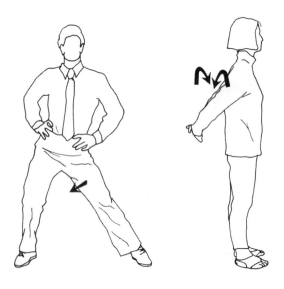
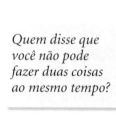

Quem disse que você não pode fazer duas coisas ao mesmo tempo?

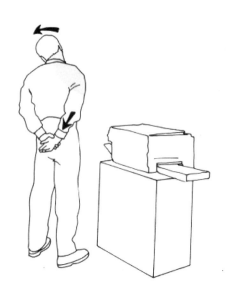

Alongamentos no telefone

Quanto tempo você gasta por dia falando no telefone? Todos esses alongamentos podem ser feitos enquanto você segura o telefone. Com fones de ouvido eles são ainda mais fáceis.

- Tire uma cópia desta página e deixe-a perto do telefone.
- Para sugestões de outros alongamentos que podem ser feitos enquanto você está no telefone, consulte o Índice de alongamentos (*pp. 104 a 105*).

1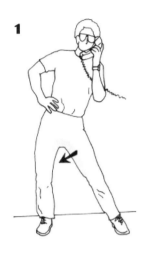
2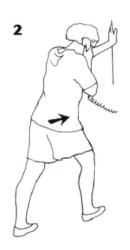
3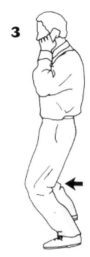
4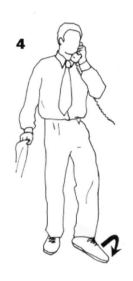

5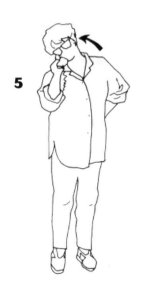
6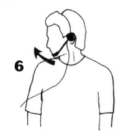
7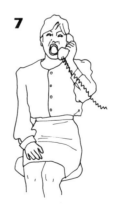
8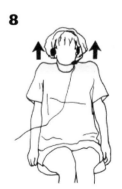

Você também pode dividi-los em séries menores: 1, 2, 3, 4 ou 5, 6, 7, 8.

41

Alongamentos antes de caminhar

Tempo necessário: 2 minutos

Quando você estiver pronto para fazer uma caminhada, mesmo rápida, é bom avisar o corpo que ele vai entrar em atividade; isso é especialmente importante se você permaneceu sentado (ou em pé) por algum tempo.

Faça estes alongamentos antes de caminhar (na hora do almoço ou no intervalo do café) ou antes de deixar o escritório à noite. Faça-os também depois de caminhar.

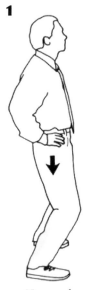

1

15 segundos
p. 88

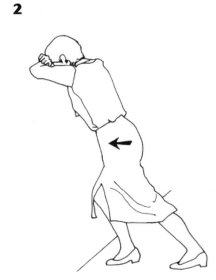

2

10 segundos
cada perna
p. 86

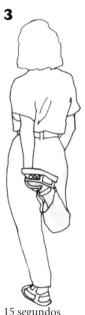

3

15 segundos
cada perna
p. 87

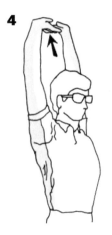

4

15 segundos
p. 80

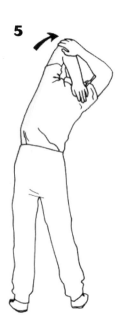

5

10 segundos
cada lado
p. 80

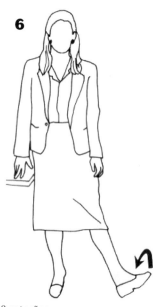

6

8 rotações
sentido horário e anti-horário
cada pé
p. 87

Alongamentos Tchau, tchau! (final do expediente)

1 minuto

Assim como você reserva alguns minutos pela manhã para alongar-se enquanto o computador está esquentando, reserve 60 segundos depois de "encerrar o expediente", antes de sair do escritório.

- Estes alongamentos irão ajudá-lo a mudar da posição sentada, preparando-o para movimentar-se.
- O alongamento é um sinal para informar os músculos que eles vão ser utilizados.

1

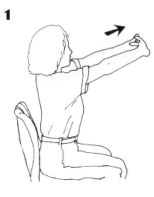

10 segundos
p. 79

2

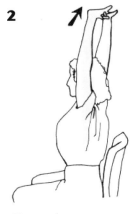

10 segundos
p. 80

3

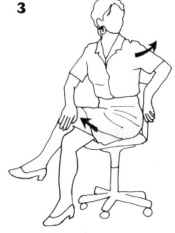

10 segundos
cada lado
p. 90

4

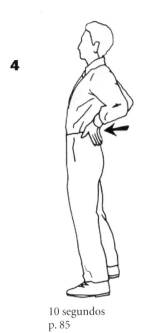

10 segundos
p. 85

5

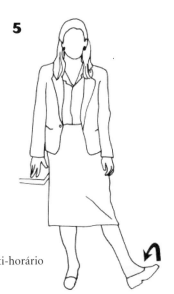

8 rotações
sentido horário e anti-horário
cada pé
p. 87

43

Alongamentos na posição sentada

Durante as horas que ficamos sentados, é proveitoso fazer estes alongamentos simples. Todos eles podem ser feitos na posição sentada.

- Faça na ordem indicada.
- Faça quantos alongamentos quiser; não é necessário fazer todos.
- Alongue-se durante todo o dia.

1

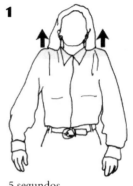

5 segundos
2 vezes
p. 79

2

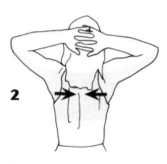

5 segundos
2 vezes
p. 81

3

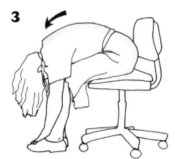

10–12 segundos
p. 91

4

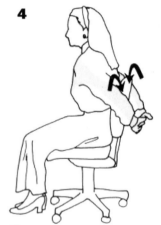

10 segundos
p. 82

5

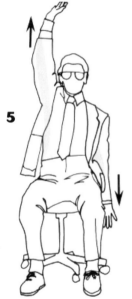

10 segundos
cada lado
p. 89

6

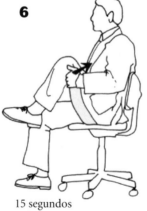

15 segundos
cada perna
p.89

Você pode dividi-los em séries mais curtas de alongamentos complementares: 1, 2, 3 ou 4, 5, 6 ou 7, 8, 9 ou 10, 11, 12.

44

Alongamentos na posição sentada

7

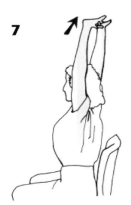

15 segundos
p. 80

8

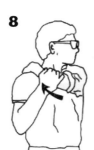

10 segundos
cada braço
p.. 81

9

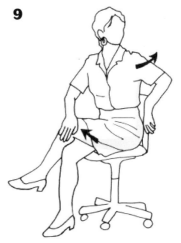

10 segundos
cada lado
p. 90

10

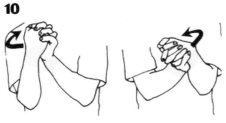

10 vezes
sentido horário e anti-horário
p. 75

11

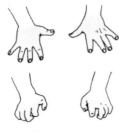

10 segundos
cada posição
p. 75

12

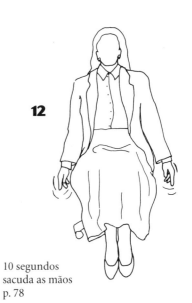

10 segundos
sacuda as mãos
p. 78

45

Alongamentos em pé

(Fique em pé e alongue-se sempre que possível)

Os alongamentos em pé podem melhorar a circulação (especialmente nos pés e nas pernas) e aliviar a rigidez no pescoço e nas costas provocada por longos períodos na posição sentada. É importante ficar em pé regularmente durante todo o dia.

- Faça na ordem indicada.
- Faça quantos alongamentos quiser; não é necessário fazer todos.
- Alongue-se durante todo o dia.

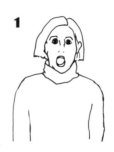

5 segundos
2 vezes
p. 91

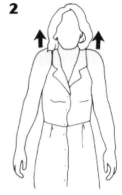

5 segundos
2 vezes
p. 79

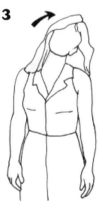

5 segundos
cada lado
p. 83

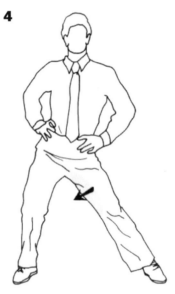

15 segundos
cada lado
p. 88

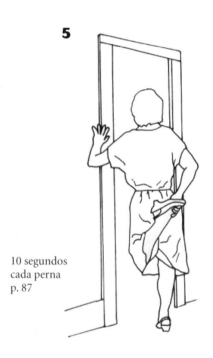

10 segundos
cada perna
p. 87

Você pode dividi-los em séries mais curtas de alongamentos complementares: 1, 2, 3 ou 4, 5, 6 ou 7, 8, 9 ou 10, 11, 12, 13.

46

Alongamentos em pé

6
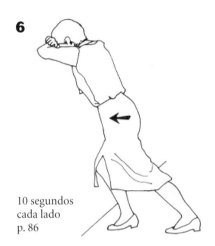
10 segundos
cada lado
p. 86

7
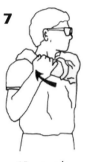
15 segundos
cada lado
p. 81

8
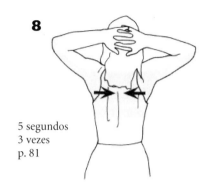
5 segundos
3 vezes
p. 81

9
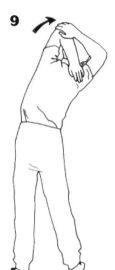
10 segundos
cada lado
p. 80

10
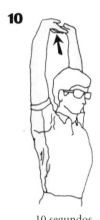
10 segundos
p. 80

11
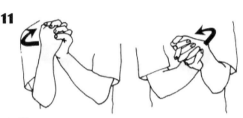
10 vezes
sentido horário e anti-horário
p. 75

12
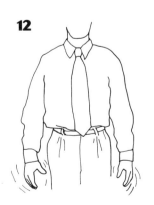
10 segundos
sacuda as mãos
p. 78

13
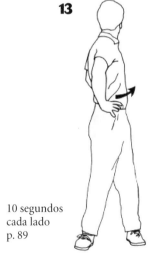
10 segundos
cada lado
p. 89

47

Alongamentos na posição sentada ou em pé

Eis uma combinação de alongamentos na posição sentada ou em pé para diversas finalidades.

- Faça na ordem indicada.
- Você não precisa fazer todos de uma só vez; faça quantos alongamentos quiser.
- Alongue-se regularmente durante todo o dia.
- Fixe um recado na parte inferior do monitor como um lembrete para alongar-se.

1
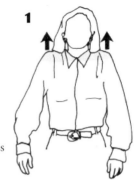
5 segundos
p. 79

2
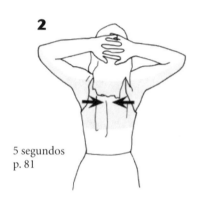
5 segundos
p. 81

3
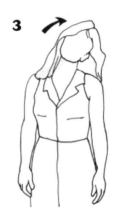
5 segundos
cada lado
p. 83

4
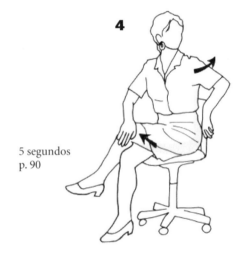
5 segundos
p. 90

5
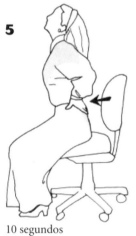
10 segundos
p. 85

6
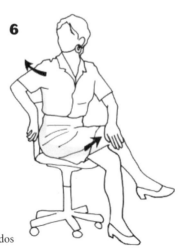
5 segundos
p. 90

7
10 segundos
cada lado
p. 81

48

Alongamentos na posição sentada ou em pé

8
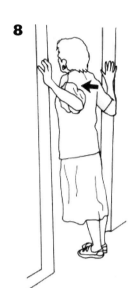
15 segundos
p. 85

9
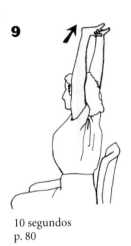
10 segundos
p. 80

10
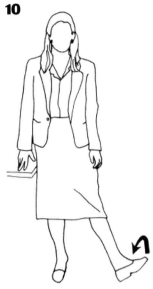
8 rotações
sentido horário e anti-horário
cada pé
p. 87

11
10 segundos
cada perna
p. 86

12
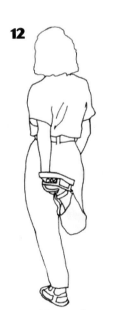
10 segundos
cada perna
p. 87

13
10 segundos
cada perna
p. 88

14
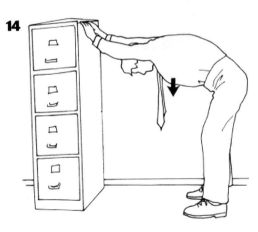
15 segundos
p. 90

49

Com dor não adianta

Mantenha somente as tensões que forem confortáveis para você. Por favor, não faça alongamentos forçados e dolorosos. Eles são mais prejudiciais do que benéficos. A teoria de "sem dor não adianta" não se aplica ao alongamento. O alongamento *não deve* causar dor.

Um Corpo Sem Dor

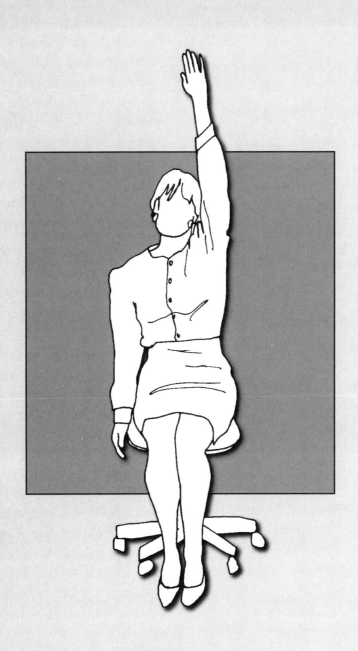

Lesões por esforços repetitivos

As lesões por esforços repetitivos (LER) ocorrem devido a movimentos físicos repetidos que prejudicam tendões, nervos, músculos ou outros tecidos moles. Diferente de problemas imprevistos como ossos quebrados ou dores nas costas provocadas pelo levantamento de um objeto pesado, as LER resultam de um acúmulo gradativo, contínuo, de mudanças pequenas, algumas vezes imperceptíveis, que finalmente provocam dor.

Os esforços repetitivos ou lesões por esforços cumulativos não são recentes. Durante anos, empacotadores de carne, costureiras, trabalhadores de linhas de montagem e outros, cujas funções exigem atividade física repetitiva, contínua — principalmente com as mãos —, sofreram de diversas doenças. Os atletas sempre tiveram LER, como o joelho de corredor ou o cotovelo de tenista.

Mas na última década surgiu uma categoria totalmente nova de LER: lesões relacionadas ao computador — e o problema é enorme. Atualmente, de acordo com as estimativas, cerca de 50 milhões de pessoas nos Estados Unidos usam computadores e muitas trabalham neles além do limite de segurança de três horas diárias. De acordo com o *U.S. Bureau of Labor Statistics*, as LER são responsáveis por mais de 60% de todas as doenças relacionadas ao local de trabalho, e à medida que avançamos mais na era da informática esses problemas podem piorar.

VOCÊ SE LEMBRA DAS MÁQUINAS DE ESCREVER?

Antes do surgimento dos processadores de textos, os datilógrafos executavam uma variedade maior de tarefas manuais — fazendo correções à mão, colocando e tirando folhas de papel do carro da máquina de escrever, girando-o manualmente, trocando fitas. Suas mãos moviam-se em diversas direções e as pausas rápidas proporcionavam um descanso para os punhos. Entretanto, com os computadores, essas atividades estão automatizadas. O operador pode digitar mais de 20 mil toques num único período de trabalho, sem nenhuma variação e sem período de "descanso para o punho".

LESÕES POR COMPUTADOR

O recente aumento no uso do computador e os teclados planos, sensíveis ao toque e que permitem digitação rápida, resultaram numa epidemia de lesões nas mãos, braços e ombros. Dispositivos apontadores como um *mouse* ou uma *trackball* são, em grande parte, responsáveis. Lentamente, os milhares de toques repetidos e os longos períodos segurando e arrastando um *mouse*, prejudicam o corpo. Outro nome para esses problemas é Distúrbio por Trauma Cumulativo. Isso acontece ainda mais rapidamente devido à técnica de digitação e/ou posições corporais inadequadas que forçam desnecessariamente os tendões e nervos das mãos, punhos, braços e até mesmo dos ombros e do pescoço. A falta de um descanso adequado, de pausas ou o uso de força excessiva, quase garantem o surgimento de problemas.

SÍNDROME DO TÚNEL DO CARPO E OUTRAS

Talvez você já tenha ouvido o termo Síndrome do Túnel do Carpo (STC) relacionado a essas lesões mas, na verdade, ele representa apenas uma pequena e perigosa porcentagem das lesões provocadas pela digitação. Emil Pascarelli, doutor em medicina, em seu livro *Repetitive Strain Injury* afirma que a síndrome de DeQuervain, que envolve dor aguda na junção do punho e do polegar, é um problema mais comum (embora menos conhecido) do que a STC. Existem diversos tipos de tendinite (ombros, antebraços etc.), diferentes formas de danos nos nervos, problemas nos ombros causados pelo ato de segurar o telefone com um dos ombros erguidos durante a digitação, problemas nos cotovelos e punhos provocados pelo uso do *mouse*, perda de circulação nos dedos e diferentes tipos de artrite que podem ser agravados pela tensão cumulativa. Todos são problemas graves e, nos casos avançados, podem causar muita dor e incapacidade permanente. Como resultado, não é raro as pessoas serem obrigadas a abandonar profissões que dependem do computador.
Coisas nas quais prestar atenção

- Tensão, desconforto, rigidez ou dor nas mãos, punhos, dedos, antebraços ou cotovelos.
- Mãos frias, formigando ou dormentes
- Falta de habilidade ou perda de força e coordenação nas mãos
- Dor recorrente no pescoço ou ombros
- Dor que o faz acordar à noite

E SE VOCÊ TIVER ESSES SINTOMAS?

Todos nós sentimos dores ocasionais que desaparecem em um ou dois dias. Mas se você tem problemas recorrentes devido ao uso do computador, não ande, corra para o médico ou serviço de saúde imediatamente. Um diagnóstico precoce é crítico para limitar o dano e pode poupá-lo de muito sofrimento, problemas e frustrações. Você não está exagerando: quando há sintomas, já ocorreu algum dano. Se você tentar ignorar a dor, pode manter uma lesão grave. Se o seu médico parece não saber muito a respeito das LER, encontre um que saiba. Ao encontrá-lo, ouça o diagnóstico e peça conselhos sobre quaisquer mudanças que você pretenda fazer ou terapia que queira tentar. Não existem soluções rápidas. Nenhuma tala para punho, descanso para braço, teclado especial, ajuste para a coluna etc. irá levá-lo imediatamente de volta ao trabalho se você já sofreu algum dano. Mesmo as pessoas com síndrome do túnel do carpo que se submeteram à cirurgia de alívio nos punhos podem voltar a sentir dor se não realizarem a longo prazo mudanças na técnica e hábitos de trabalho que, em primeiro lugar, estão causando danos. A cura realmente ocorre, mas demora meses, não dias.

Princípios ergonômicos

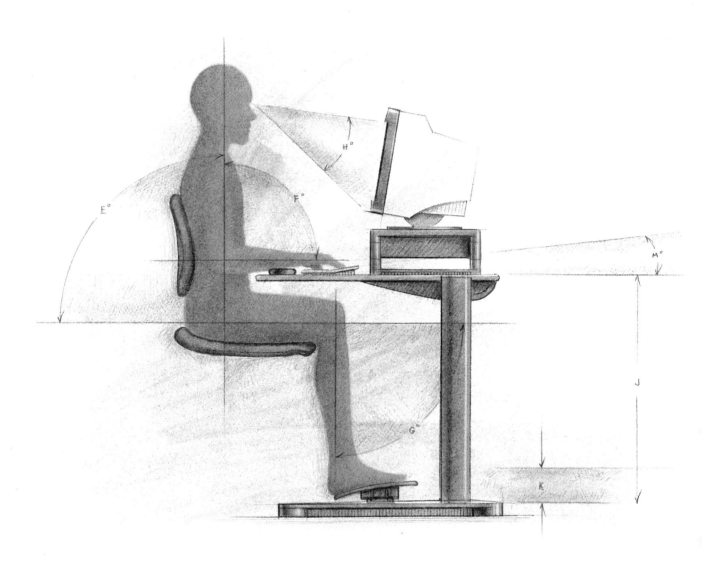

ERGONOMIA

O termo ergonomia vem das palavras gregas *ergos* que significa "trabalho" e *nomos*, que significa "estudo de" ou "leis naturais de". A ciência da ergonomia data da década de 40, mas somente na última década passou a ser um termo conhecido, graças à recente epidemia de lesões relacionadas ao trabalho em escritórios e ao grande número de equipamentos e informações para solucionar esses problemas.

A moderna ergonomia para escritórios é a ciência que oferece mobiliário, ferramentas e equipamentos para melhorar o conforto, a segurança e a saúde dos funcionários. Não somos especialistas em ergonomia, mas estudamos o assunto e parece haver alguns princípios básicos com os quais a maioria dos profissionais concorda. As quatro páginas seguintes contêm alguns desses princípios como uma introdução ao assunto.

Princípios ergonômicos

ALGUNS DETALHES ERGONÔMICOS

O monitor não deve ficar muito próximo dos olhos. De acordo com a ergonomia convencional, o centro da tela deve estar onde o olhar cai naturalmente, com a parte superior no nível dos olhos; o monitor deve ficar ligeiramente inclinado, acompanhando o ângulo do olhar. Contudo, um relatório de 1995, *Vision Comfort at VDTs*, de Stewart B. Leavitt, chegou a uma conclusão diferente: o monitor deve ficar um pouco mais baixo, com a parte superior mais ou menos 15º abaixo do nível horizontal dos olhos até o limite inferior, que está 45º abaixo do nível dos olhos. Se você está preocupado com o conforto visual e, especialmente se tiver problemas nos olhos como visão embaçada, ardência nos olhos ou mesmo dor no pescoço e ombros, recomendamos que leia esse relatório detalhado (*veja a p. 98*). Você pode fazer correções com um suporte ajustável (ou uma caixa feita em casa).

- **O teclado** deve estar posicionado numa altura que permita o alinhamento dos antebraços, punhos e mãos durante a digitação, paralelos ao chão ou ligeiramente inclinados para baixo a partir do cotovelo — as mãos não devem jamais ficar curvadas para cima. De preferência, o suporte ou escrivaninha sobre o qual o teclado se apóia, deve ser ajustável. Existem muitos teclados "ergonômicos", alguns bastante interessantes.

- **O *mouse pad*** deve estar posicionado numa altura que permita o alinhamento do braço, punho e mão, em posição "neutra". Se o *mouse* estiver num suporte ou mesa ajustáveis, melhor.

- **Os punhos** não devem se apoiar em nada nem se curvar para cima, para baixo ou para o lado, enquanto você estiver digitando. Os braços devem levar as mãos em todas as direções e, em vez de descansar os punhos, você deve alongá-los para bater nas teclas com os dedos. (Existem apoios para os punhos à venda no mercado para descansar as mãos, mas eles só devem ser usados quando você não estiver digitando e não *enquanto* estiver digitando.)

- **A cadeira** deve ser ajustável e confortável. Regule-a de maneira que as coxas fiquem paralelas ao chão ou formando um ângulo ligeiramente inclinado para baixo dos quadris até os joelhos. Você deve sentar numa postura ereta, sem curvar as costas ou se inclinar para a frente para alcançar as teclas. Permaneça relaxado. Qualquer coisa que crie movimentos ou ângulos desconfortáveis no corpo criará problemas.

OUTRAS DICAS

- **Alinhe os punhos.** Os punhos também não devem se inclinar para o lado; os dedos devem ficar em linha reta com os antebraços, conforme observado acima.

- **O ângulo correto do teclado.** As pesquisas sugerem que pode ser melhor inclinar para baixo a borda posterior do teclado. Coloque um apoio de 2 ou 5 cm de espessura sob a borda do teclado mais próxima de você, mas certifique-se de que todo o conjunto ainda esteja suficientemente baixo.

- **Mude freqüentemente de posição.** O movimento é importante durante o dia de trabalho. Você pode querer ajustar a altura ou o ângulo da cadeira depois de algumas horas ou ficar em pé depois de permanecer sentado algum tempo. Na verdade, conforme relatado no boletim informativo ergonômico *OccuTrax*

Princípios ergonômicos

(Black Mountain, NC): "Estudos ergonômicos verificaram que a posição de trabalho menos cansativa é aquela na qual o indivíduo pode 'sentar e ficar em pé' em vez de sentar 'ou' ficar em pé".

- **Não "martele" as teclas.** Use toques leves.

- **Use as duas mãos para executar comandos de duas teclas** como Command-P, Ctrl-C ou Alt-F, em vez de torcer uma das mãos para executá-los. Mova toda a mão para digitar teclas de comando com os dedos fortes em vez de se esticar para alcançá-las.

- **Segure o *mouse* levemente.** Não o agarre com força nem o aperte. Coloque-o onde você não tenha de esticar muito a mão para usá-lo (próximo do teclado é melhor). Melhor ainda: aprenda a usar comandos equivalentes no teclado sempre que possível, pois nenhum dispositivo apontador está livre de riscos. Mesmo *trackballs* provocaram danos em usuários.

- **Mantenha braços e mãos aquecidos.** Músculos e tendões frios correm maior risco de sofrer lesões por excesso de uso e muitos escritórios são excessivamente refrigerados.

- **Descanse.** Quando parar de digitar, descanse as mãos no colo e/ou ao lado do corpo em vez de apoiá-las no teclado.

- **Alongue-se.** Alongue-se freqüentemente durante todo o dia (*veja as pp. 62 a 65*).

- **Movimente-se.** Levante-se e movimente-se sempre que puder. Se possível, ande para falar com um colega próximo em vez de usar o telefone. Tente usar a escada (pelo menos alguns andares) em vez do elevador.

- **Faça pausas.** Permanecer totalmente imóvel é mortal. Alguns especialistas sugerem uma pausa de 10 segundos a cada 3 minutos, outros sugerem uma pausa de 1 minuto a cada 15 minutos, uma pausa de 5 minutos a cada meia hora, ou uma pausa de 15 minutos a cada duas horas etc. Você pode alongar-se e/ou movimentar-se durante essas pausas.

- **Elimine o uso desnecessário do computador.** Nenhuma mudança ergonômica, teclado especial ou exercícios irão ajudá-lo se você estiver digitando mais do que o seu corpo pode agüentar. Pergunte-se: Algumas mensagens por correio eletrônico podem ser substituídas por telefonemas? Quanto tempo você está gastando na Internet? E fique atento aos videogames, que geralmente envolvem sessões longas, ininterruptas e muito tensas usando o teclado ou o *joystick*. Faça uma pausa no jogo a cada 3 ou 4 minutos. Não prejudique suas mãos por um jogo!

CUIDE DOS SEUS OLHOS

Todas as pessoas que operam um computador deveriam submeter-se a um exame ocular completo. Mesmo pequenas deficiências visuais devem ser corrigidas com lentes especiais para uso específico no computador. Muitos operadores, quando não precisam focalizar objetos distantes durante a digitação, utilizam lentes bifocais com a parte superior ajustada para olhar a tela do computador e a parte inferior para leitura. Ou, se a visão distante for necessária, as lentes bifocais podem ter a parte superior ajustada para a visão distante e a inferior para a tela do computador. As lentes progressivas também são uma opção, onde a ampliação é um gradiente de cima para baixo.

O brilho na tela deve ser evitado. Uma tela antibrilho pode ajudar se houver luzes suspensas.

Princípios ergonômicos

Tente posicionar o computador de maneira que as janelas fiquem ao lado dele, não à sua frente ou atrás.

Também é muito importante periodicamente desviar os olhos da tela e focalizar um objeto distante por um ou dois minutos; faça alguns alongamentos durante essa pausa.

Para mais informações veja a descrição de Vision Comfort at VTDs — The Ergonomic Positioning of Monitors and Word Documents *na página 88.*

TECNOLOGIA DE RECONHECIMENTO DA VOZ

Os sistemas de reconhecimento da voz permitem inserir informações com a voz ou em combinação com o teclado e o *mouse*. Eles incluem o *software*, e em alguns casos, o *hardware*, e são muito importantes para pessoas que não podem mais usar um teclado. (Eles também podem ser extremamente úteis durante a cura.) *Veja referências ao* Onsight Ergonomic Products Resources Guide *na página 101 e também o* Typing Injury FAQ Website *na p. 101, na* Bibliografia.

O AMBIENTE

A iluminação, a cor da parede, a ventilação, os reflexos, os campos magnéticos, os sons, a qualidade do ar, a paisagem e outros fatores são importantes num ambiente de trabalho. Há muitas fontes de informação sobre esse assunto (*veja as* pp. 98 a 101 *para conhecer os recursos)*

O QUE O ALONGAMENTO PODE FAZER?

O autor não é médico nem especialista em lesões de qualquer espécie. Entretanto, ensinando pessoas a fazer alongamentos por mais de vinte anos, ele observou a importância do alongamento em quase todas as áreas de atividade física. Aqui estão as suas sugestões:

- *Se você não tem lesões*, use os alongamentos das *páginas 62 a 65* como medicina preventiva. Há alongamentos para os ombros, pescoço, braços, mãos e punhos. Alongue-se regularmente durante todo o dia e você poderá evitar as LER.

- *Se você tem lesões*, mostre este livro ao seu médico e pergunte quais programas de alongamento você pode seguir. Observe que o Índice de alongamentos nas *páginas 104 e 105* pode ser usado para adaptar uma seqüência de alongamentos para a sua condição particular.

A IMPORTÂNCIA DOS EXERCÍCIOS

Os exercícios podem ajudá-lo em quase todos os tipos de problemas físicos. Para outras sugestões sobre como introduzir alguns movimentos na sua agenda diária de trabalho, *veja a página 70.*

OUTRAS REFERÊNCIAS

Nas *páginas 98 a 101*, relacionamos livros sobre LER, ergonomia, catálogos com extensas linhas de produtos e endereços da grande quantidade de informações disponíveis na Internet. Você também pode consultar os anúncios das Páginas Amarelas sob o título Móveis para Escritório; procure a palavra "ergonomia".

A cura demora

Se você tem uma lesão por esforços repetitivos, não espere uma cura imediata. Muitas pessoas descobriram que após alguns meses praticando bons princípios ergonômicos (*veja as pp. 56 a 60*) e alongando-se regularmente, a sua condição melhorava.

Alongamentos para mãos, braços, ombros e pescoço

(Para prevenir lesões por esforços repetitivos)

Eis uma seqüência de alongamentos para as mãos, braços, ombros e pescoço. Se você tem problemas do tipo LER, não faça aqueles que provocam dor. Tenha cuidado.

Se você não tem um problema do tipo LER, recomendamos seguir esta série como *medicina preventiva*.

1
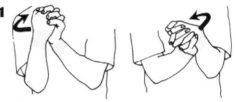
10 vezes
sentido horário e anti-horário
p. 75

2
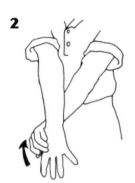
5 segundos
cada braço
p. 76

3
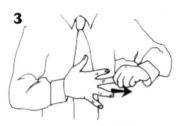
puxe suavemente cada dedo e o polegar, ambas as mãos
p. 78

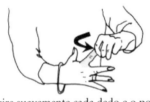
gire suavemente cada dedo e o polegar 4 vezes em cada direção, ambas as mãos
p. 78

4
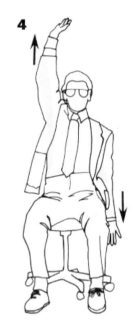
10 segundos
cada lado
p. 83

5
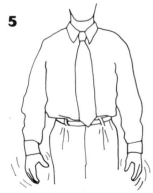
10 segundos
sacuda as mãos
p. 78

6
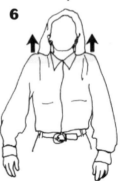
5 segundos
3 vezes
p. 79

Alongamentos para mãos, braços, ombros e pescoço

- *Alternativa.* Você pode fazer todos os 13 alongamentos na ordem indicada; isso levará de 2 a 3 minutos. Ou, se você não tem tempo para fazê-los de uma só vez, pode dividi-los em séries mais curtas de alongamentos complementares: 1, 2, 3 ou 4, 5, 6, 7 ou 8, 9, 10 ou 11, 12, 13.
- Freqüentemente, a causa de problemas nos punhos e nas mãos está no pescoço, ombros ou braços.
- O mais importante é alongar-se regularmente durante todo o dia.
- "Um grama de prevenção..."

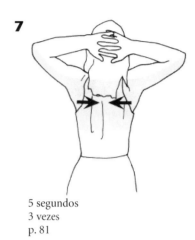

7
5 segundos
3 vezes
p. 81

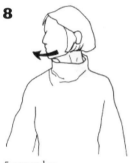

8
5 segundos
2 vezes
cada lado
p. 84

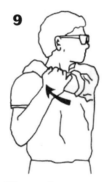

9
10 segundos
cada lado
p. 81

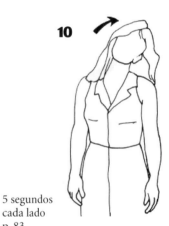

10
5 segundos
cada lado
p. 83

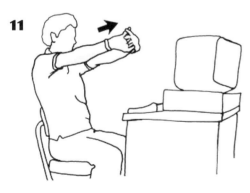

11
10 segundos
2 vezes
p. 79

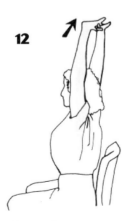

12
10 segundos
p. 80

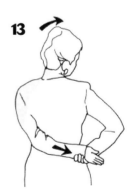

13
10 segundos
cada lado
p. 82

Alongamentos para mãos, punhos e antebraços

(Para prevenir lesões por esforços repetitivos)

Eis uma seqüência de alongamentos para as mãos, punhos e antebraços.

Se você tem problemas do tipo LER, não faça aqueles que provocam dor. *Tenha cuidado.*

Se você não tem um problema do tipo LER, recomendamos seguir esta série como *medicina preventiva*.

1
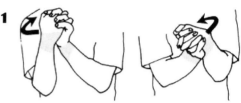
10 vezes
sentido horário e anti-horário
cada braço
p. 75

2
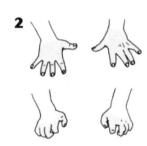
10 segundos
cada posição
p. 75

3
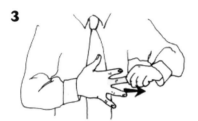
puxe suavemente cada dedo e
o polegar, ambas as mãos
p. 678

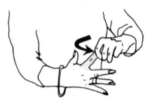
gire suavemente cada dedo e o polegar
e 4 vezes em cada direção, ambas as mãos
p. 78

4
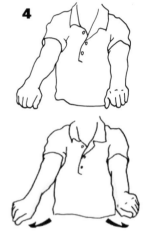
5 segundos
2 vezes
p. 76

5
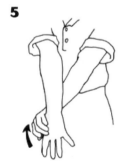
5 segundos
cada braço
p. 76

6
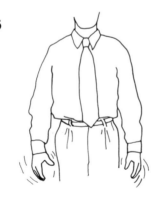
10 segundos
sacuda as mãos
p. 78

7
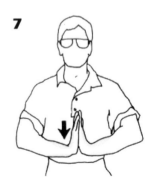
10 segundos
p. 77

Alongamentos para punhos

Tempo necessário: 40 segundos

Eis uma seqüência especial de alongamentos para os punhos. Você pode fazer um ou mais a qualquer hora, especialmente enquanto espera alguns segundos para o computador processar informações. Se você tem problemas nos punhos, não faça aqueles que provocam dor. Se você não tem problemas nos punhos, use estes alongamentos como *medicina preventiva*.

- Estes alongamentos são particularmente úteis se você digita muito.
- Mantenha os punhos flexíveis e os dedos ágeis.

1

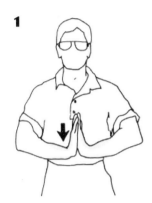

8 segundos
p. 77

2

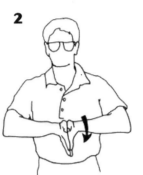

8 segundos
p. 77

3

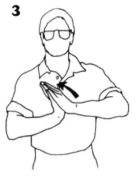

5 segundos
cada punho
p. 77

4

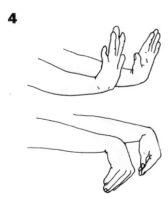

8 segundos
cada posição
p. 75

5

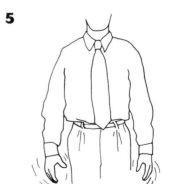

10 segundos
sacuda as mãos
p. 78

Bons hábitos para um corpo sem dor

A postura e a posição do corpo são extremamente importantes em tudo o que você faz. Eis algumas sugestões de postura nas posições sentada, em pé e para erguer objetos. De vez em quando, abra o livro nestas páginas e pratique estas sugestões até treinar o corpo para executá-las automaticamente.

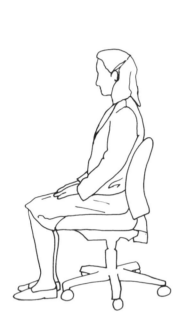
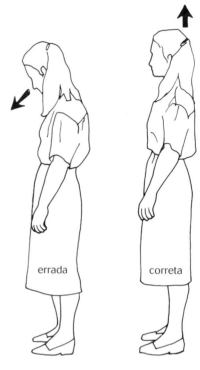

Postura sentada

Uma cadeira "ergonômica" com encosto e apoio firmes permite manter a curvatura lombar na região inferior das costas. Ajuste a cadeira num nível adequado, de modo que os joelhos fiquem no mesmo nível quando os pés estão totalmente apoiados no chão. Não cruze as pernas. Não incline para a frente nem arredonde as costas.
Nota: cruzar os tornozelos é melhor para a circulação do que cruzar os joelhos. (*Veja a página 56* para obter mais informações sobre o sentar.)

Postura em pé

- Quando estiver em pé, dobre ligeiramente os joelhos; não trave os joelhos — mantê-los ligeiramente dobrados lhe dará elasticidade, flexibilidade.

- Use os músculos quadríceps para controlar a sua postura em pé. Essa é uma posição de poder.

- Manter a pelve ligeiramente voltada para a frente e o abdômen contraído ajudará a prevenir dores na região inferior das costas.

- Imagine um fio, no qual você está suspenso, saindo do alto da sua cabeça; isso ajuda a visualizar o alinhamento adequado.

Bons hábitos para um corpo sem dor

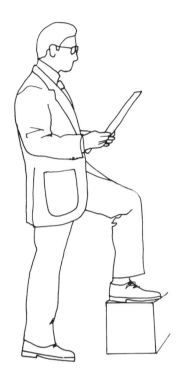

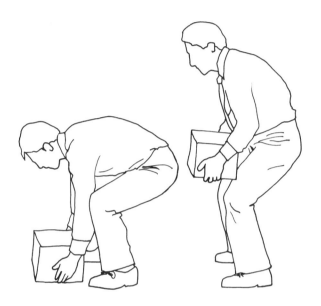

Em pé

Ao ficar em pé durante algum tempo, apóie um dos pés numa caixa ou banco baixo. Alterne os pés com freqüência. Isso aliviará um pouco da tensão nas costas provocada pelo prolongado período na posição em pé.

Levantando um objeto

- Segure o objeto próximo ao corpo. Quanto mais próximo, menor será a pressão sobre as costas.
- Mantenha as costas retas enquanto ergue o objeto.
- Dobre os joelhos e minimize qualquer curvatura na altura da cintura. Curvar-se na altura da cintura, com as pernas retas, aumenta muito a tensão nas costas.
- Erga-se com as pernas, esticando-as lentamente. Deixe que elas façam o trabalho, não as suas costas.
- Não gire enquanto levanta o objeto.

Exercícios no escritório

Por Bill Pearl

Permanecer sentado durante a maior parte do dia provoca perda de tônus muscular devido à inatividade. Eis alguns exercícios leves de alongamento para os músculos, indicados por Bill Pearl, quatro vezes vencedor do concurso Mr. Universo. Eles podem ser feitos no escritório, sem nenhum equipamento. (Este é um treinamento com pesos sem os pesos — usando apenas o peso do seu corpo.) Use a imaginação para outras coisas que você pode fazer.

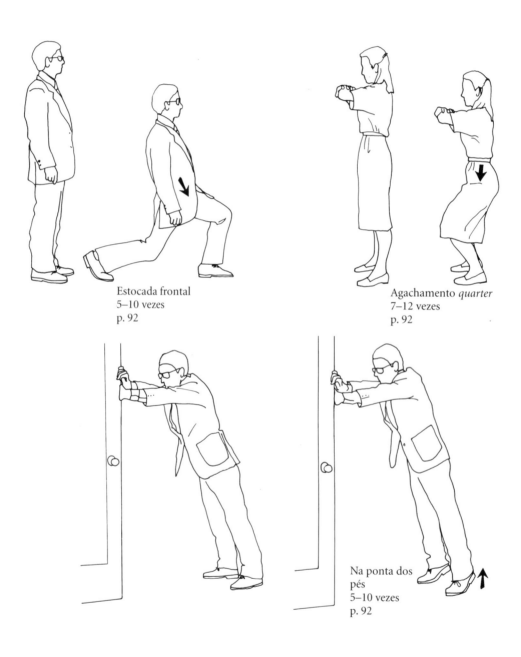

Estocada frontal
5–10 vezes
p. 92

Agachamento *quarter*
7–12 vezes
p. 92

Na ponta dos pés
5–10 vezes
p. 92

Exercícios no escritório

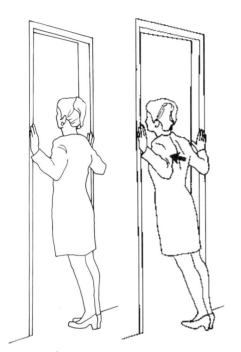

Projeção do tórax
5–15 vezes
p. 93

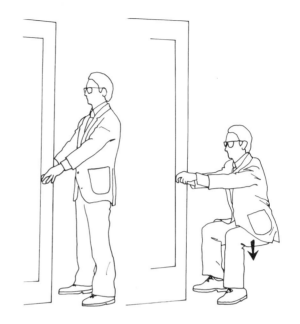

Agachamento
5–12 vezes
p. 94

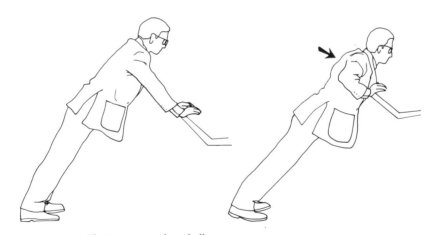

Flexão na mesa de trabalho
2–10 vezes
p. 94

Movimentando-se

O ANTÍDOTO PARA A POSIÇÃO SENTADA

Permanecer sentado durante longos períodos é um fenômeno muito recente na história da humanidade. Muitos problemas de saúde do mundo moderno são causados ou agravados pela vida sedentária.

Há alguns anos, os exercícios têm demonstrado exercer efeitos benéficos em diversos problemas de saúde. De artrite a dor nas costas (a recomendação costumava ser "fique na cama") até osteoporose e câncer. Igualmente, os movimentos podem ajudar a diminuir as chances de contrair lesões relacionadas ao trabalho em escritório e, se executados com bom senso, podem ajudar a curar sintomas e acelerar a recuperação.

A NOVA ABORDAGEM

Nas duas últimas décadas, os exercícios físicos têm recebido uma ênfase excessiva. Maratonas, aulas intensas de dança aeróbica, competições de ciclismo e natação foram, com freqüência, consideradas necessárias para a boa saúde. Entretanto, a experiência mostrou que a maioria das pessoas não mantém um programa de exercícios muito vigoroso. Estudos mais recentes mostram que mesmo o exercício suave, como caminhar 10 minutos por dia, pode fazer muito bem. Ou, como diz o dr. Steven Blair em seu livro *Living With Exercise:* "Ficar em pé é melhor do que sentar, movimentar-se é melhor do que ficar em pé..." Se você leva uma vida sedentária há algum tempo, tente caminhar 5 minutos; então, no dia seguinte, caminhe 6 minutos, e assim por diante. Ou caminhe pela casa durante os comerciais na televisão.

Eis algumas idéias para introduzir um pouco de atividade física no seu dia-a-dia.

NO TRABALHO

- **Faça minicaminhadas.** Caminhe durante os intervalos para o café. Arranje uma reunião do tipo caminhe-e-fale em vez de sente-e-fale.

- **Suba escadas.** Caminhe pelo menos um pouco da distância para cima ou para baixo no edifício do escritório.

- **Estacione e ande.** Estacione o carro longe do escritório (ou da loja, quando estiver fazendo compras), em vez de tentar estacionar o mais próximo possível.

- **Caminhe na hora do almoço.** Você voltará revigorado. Use sapatos confortáveis.

- **Movimente-se enquanto estiver ao telefone.** Fique em pé e movimente-se enquanto estiver falando no telefone. Faça alguns alongamentos (*veja p.41*).

- Balance os braços, vire o pescoço, ou mexa os dedos dos pés — qualquer tipo de movimento ajuda.

FORA DO TRABALHO

Use o tempo fora do trabalho para exercitar músculos negligenciados em vez de forçar aqueles que já trabalharam demais. Seja criativo.

- **Caminhar** é, atualmente, a forma mais popular de exercício, podendo ser praticado a qualquer hora, em qualquer lugar e tudo o que você precisa é de um bom par de sapatos.

- **Caminhe com a(s) criança(s)** quando estiver cuidando dela(s).

- Os **jogos** são uma excelente maneira de fazer exercícios. Futebol de salão, voleibol, boliche, tênis, qualquer dessas coisas que você faz para se divertir e socializar manterá a sua circulação funcionando.

Movimentando-se

- **Dançar** também é um excelente exercício e diversão.
- **O trabalho doméstico e a jardinagem** como cortar a grama, passar aspirador, lavar o carro etc. são todos movimentos.

- **Exercício regular**. Qualquer atividade típica de resistência, como corrida, ciclismo, natação, especialmente se for executada três vezes por semana, fará muito bem.

Alongue-se e movimente-se no trabalho para aproveitar a vida quando voltar para casa

Muitas pessoas sentem-se péssimas depois do trabalho e não têm vontade de fazer nada depois. Mas, se você puder alongar-se e caminhar um pouco ou fazer outro exercício no escritório, irá sentir-se melhor quando chegar em casa. Você terá mais energia para fazer coisas divertidas e/ou dirigidas para o condicionamento físico.

Instruções para os alongamentos

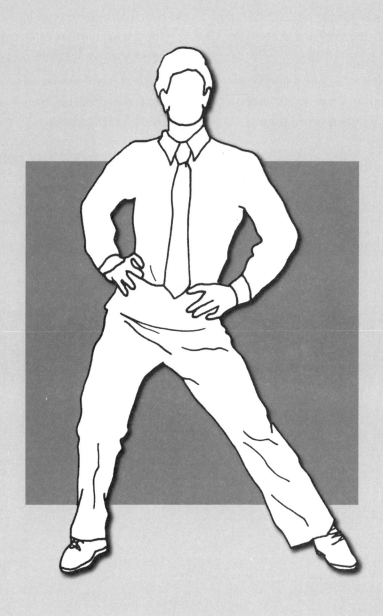

Instruções detalhadas sobre como fazer cada alongamento

Nesta seção há 43 alongamentos e exercícios diferentes com instruções detalhadas sobre como fazer cada um. É importante conhecer os procedimentos e as posições adequadas para os alongamentos, embora eles sejam simples. Você obterá todos os benefícios do alongamento executando-os corretamente.

- Cada alongamento nas séries (*pp. 29 a 65*) tem o número da página de referência destas instruções.

- Consulte as instruções até saber o que fazer para cada alongamento. A partir daí, você só terá de observar as figuras nos programas.

- *Uma alternativa para as séries*: Você também pode acompanhar estas instruções, uma após a outra, em vez de usar as séries nas *pp. 29 a 65*.

- **Nota**: *A parte sombreada em cada desenho mostra as áreas do corpo onde é mais provável sentir o alongamento.*

Mãos e punhos

- Separe e estique os dedos até sentir a tensão de um alongamento.
- Mantenha por 10 segundos
- Relaxe, então dobre os dedos nas articulações e mantenha por 10 segundos
- Repita o primeiro alongamento mais uma vez

Alonga as mãos, dedos e punhos

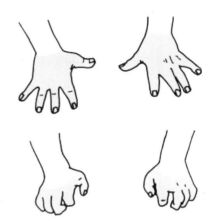

- Com os braços esticados, palmas das mãos voltadas para baixo, dobre os punhos e levante as pontas dos dedos
- Mantenha por 10 segundos
- Agora dobre os punhos na direção oposta, dedos apontando para baixo
- Mantenha por 10 segundos

Alonga os punhos e o antebraços

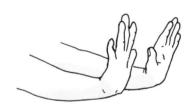

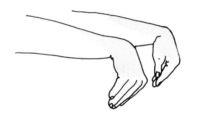

- Entrelace os dedos à sua frente
- Gire as mãos e os punhos no sentido horário, 10 vezes
- Repita no sentido anti-horário 10 vezes

Alonga os punhos

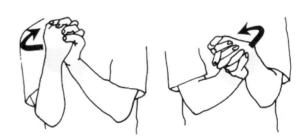

Mãos e punhos

- Com o braço direito esticado, vire a palma da mão para cima
- Estenda a mão esquerda sob o antebraço e segure o polegar e a parte de dentro da palma
- Com a mão esquerda, lentamente vire a mão direita para fora e para baixo até sentir um alongamento suave
- Mantenha por 5-10 segundos
- Repita com o outro braço

Alonga punhos e antebraços

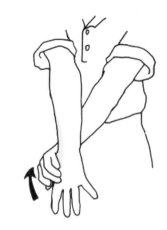

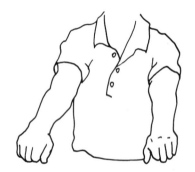

- Braços estendidos à frente
- Lentamente, vire as mãos para fora até sentir um alongamento
- Mantenha por 5-10 segundos

Alonga punhos e antebraços

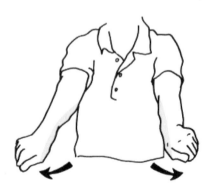

Mãos e punhos

- Junte as palmas das mãos à sua frente
- Mova as mãos para baixo, mantendo as palmas unidas, até sentir um alongamento suave
- Mantenha os cotovelos erguidos e paralelos
- Mantenha por 5-8 segundos

Alonga punhos, antebraços e mãos

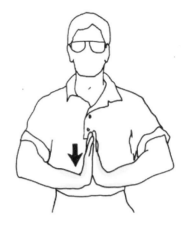

- Partindo do alongamento acima, gire as palmas das mãos até elas ficarem mais ou menos voltadas para baixo
- Faça até sentir um alongamento suave
- Mantenha os cotovelos erguidos e paralelos
- Mantenha por 5-8 segundos

Alonga punhos, antebraços e mãos

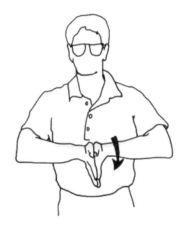

- Junte as palmas das mãos à sua frente
- Empurre uma das mãos suavemente para o lado até sentir um alongamento suave
- Mantenha os cotovelos erguidos e paralelos
- Mantenha por 5-8 segundos

Alonga punhos, antebraços e mãos

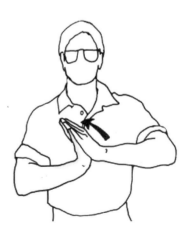

Mãos

- Segure o dedo indicador da outra mão
- Gire 5 vezes no sentido horário e depois, 5 vezes no sentido anti-horário
- Gire cada um dos dedos e o polegar

Alonga os dedos

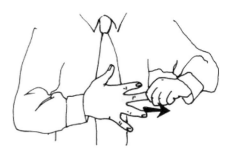

- Em seguida, puxe suavemente o dedo e mantenha por 2-3 segundos
- Faça o mesmo com cada dedo e o polegar
- Repita com a outra mão

Alonga os dedos

- Sacuda os braços e as mãos ao lado do corpo por 10-12 segundos
- Mantenha o maxilar relaxado e deixe os ombros soltos enquanto você elimina a tensão

Aumenta a circulação

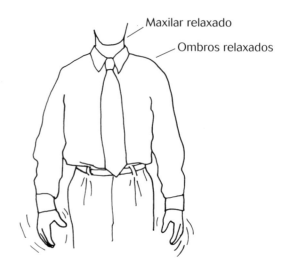

Ombros e braços

- Entrelace os dedos e estique os braços à sua frente
- As palmas das mãos devem ficar voltadas para fora
- Sinta o alongamento nos braços e em toda a parte superior das costas (omoplatas)
- Mantenha o alongamento por 10 segundos

Alonga ombros, braços, punhos e dedos

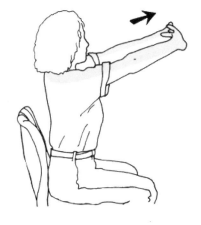

Este é um bom alongamento para usar aos primeiros sinais de enrijecimento ou tensão nos ombros e área do pescoço.

- Erga os ombros em direção às orelhas até sentir uma leve tensão no pescoço e ombros
- Mantenha essa posição por 3-5 segundos, então relaxe os ombros, deixando-os voltar à posição normal.
- Pense: "Ombros para cima, ombros para baixo"

Alonga ombros e pescoço

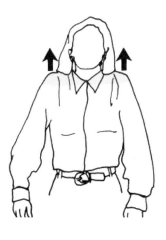

Ombros e braços

- Segure o cotovelo esquerdo com a mão direita
- Suavemente, puxe o cotovelo por trás da cabeça até sentir um alongamento de tensão suave no ombro ou na parte detrás do braço (tríceps)
- Mantenha o alongamento suave por 10 segundos
- Não alongue demais nem prenda a respiração
- Faça dos dois lados joelhos ligeiramente flexionados

Alonga tríceps, a parte superior dos ombros e laterais do corpo

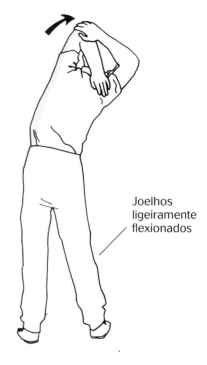

Joelhos ligeiramente flexionados

- Entrelace os dedos, então vire as palmas das mãos para fora, acima da cabeça, enquanto estica os braços
- Pense em alongar os braços enquanto sente um alongamento nos braços e na parte superior e lateral das costelas
- Mantenha por 10-15 segundos
- Excelente para ombros caídos
- Respire profundamente

Alonga ombros, costas, braços e mãos

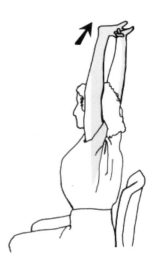

Ombros e braços

- Com os dedos entrelaçados atrás da cabeça, mantenha os cotovelos abertos para os lados e a parte superior do corpo ereta
- Agora, empurre as omoplatas uma na direção da outra para criar uma sensação de tensão na parte superior das costas e omoplatas.
- Mantenha por 5 segundos, então relaxe

Alonga ombros, tórax e região superior das costas

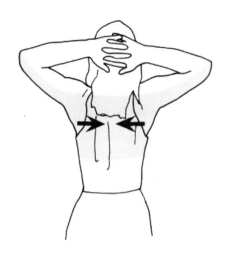

- Com a mão direita, segure o braço direito logo acima do cotovelo
- Enquanto você olha sobre o ombro esquerdo, suavemente empurre o cotovelo na direção do ombro oposto até sentir um alongamento
- Mantenha por 10-15 segundos
- Faça dos dois lados

Alonga as laterais dos ombros, parte de trás dos braços e pescoço

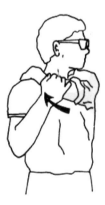

Ombros e braços

- Entrelace os dedos atrás das costas, palmas das mãos voltadas para dentro
- Lentamente, gire os cotovelos para dentro enquanto estica os braços, até sentir um alongamento
- Levante ligeiramente o osso do peito enquanto você alonga
- Mantenha por 10 segundos

Alonga braços, tórax, mãos e ombros

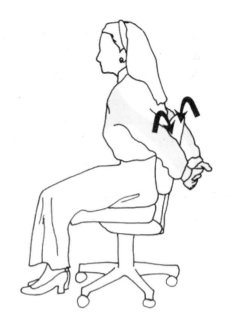

- Com a mão direita, puxe suavemente o braço esquerdo para baixo e para o lado, por trás das costas
- Incline a cabeça para o lado na direção do ombro direito
- Mantenha por 10 segundos
- Repita com o outro lado
- Relaxe

Alonga a parte superior dos ombros e pescoço

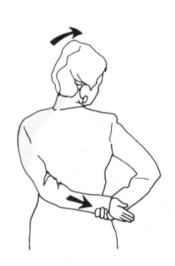

Ombros, braços e pescoço

- Levante o braço direito acima da cabeça
- Estique o braço esquerdo para baixo enquanto estica o braço direito para cima
- Dedos esticados
- Mantenha por 10 segundos
- Repita com o outro lado
- Se você fizer esse alongamento em pé, mantenha os joelhos ligeiramente flexionados
- Respire naturalmente

Alonga ombros e braços

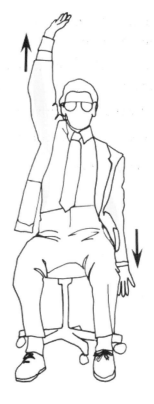

- Sentado ou em pé, braços pendendo ao lado do corpo
- Incline a cabeça, primeiro para um lado, depois para o outro
- Mantenha os ombros relaxados durante o alongamento
- Mantenha por 5 segundos de cada lado

Alonga as laterais do pescoço

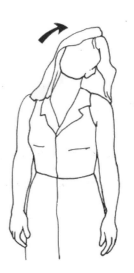

Pescoço e ombros

- Sentado ou em pé com os braços pendendo ao lado do corpo
- Suavemente, incline a cabeça para a frente, alongando a parte de trás do pescoço
- Mantenha os ombros relaxados e soltos
- Mantenha por 5 segundos

Alonga o pescoço

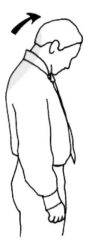

- Sentado ou em pé com os braços pendendo ao lado do corpo
- Vire a cabeça para um lado, depois para o outro
- Mantenha por 5 segundos de cada lado

Alonga as laterais do pescoço

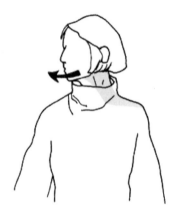

Tórax

- Coloque as mãos logo acima dos quadris, cotovelos para trás
- Suavemente, pressione para a frente
- Levante ligeiramente o osso do peito (esterno) enquanto mantém o alongamento
- Mantenha 10-15 segundos
- Respire naturalmente
- *Nota: também pode ser feito na posição sentada*

Alonga tórax e costas

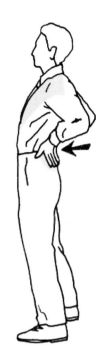

- Coloque as mãos nos batentes da porta, na altura dos ombros
- Incline a parte superior do corpo para a frente até sentir um alongamento confortável
- Mantenha o tórax e a cabeça levantados, joelhos ligeiramente dobrados
- Mantenha por 15 segundos
- Respire naturalmente

Alonga tórax e parte interna dos braços

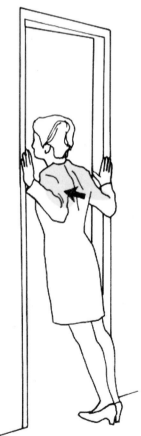

Pernas

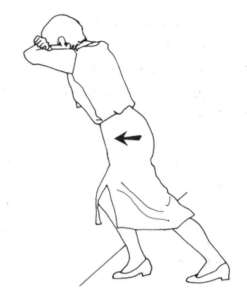

- Fique em pé, um pouco afastado da parede e incline-se sobre ela com os antebraços, descansando a cabeça sobre as mãos
- Coloque o pé direito à frente com a perna flexionada; perna esquerda esticada atrás de você
- Lentamente, mova os quadris para a frente até sentir um alongamento na panturrilha da perna esquerda
- Mantenha o calcanhar esquerdo apoiado no chão e os dedos dos pés apontando para a frente
- Mantenha um alongamento suave por 10-20 segundos
- Não balance
- Repita com a outra perna

Alonga as panturrilhas

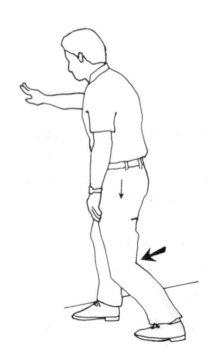

- Partindo do alongamento anterior, abaixe os quadris
- Dobre ligeiramente o joelho esquerdo, mantendo as costas retas
- Mantenha o pé esquerdo com os dedos ligeiramente voltados para dentro ou para a frente, calcanhar apoiado no chão
- Mantenha por 10 segundos
- Repita com a outra perna

Alonga panturrilhas, área do tendão de Aquiles e tornozelos

Pernas

- Fique em pé e apóie-se em alguma coisa para manter o equilíbrio
- Erga o pé esquerdo, girando o pé e o tornozelo 8-10 vezes no sentido horário, então 8-10 vezes no sentido anti-horário
- Repita com o outro lado
- *Nota: também pode ser feito na posição sentada*

Alonga tornozelos e melhora a circulação

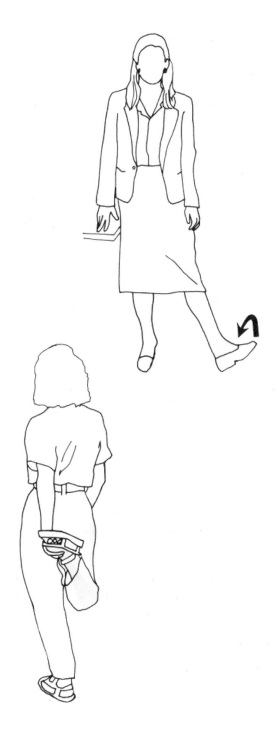

- Apóie a mão direita em alguma coisa para manter o equilíbrio (por exemplo, na parede ou na cadeira)
- Fique em pé ereto, segure a parte de cima do pé direito com a mão esquerda
- Suavemente, puxe o tornozelo na direção das nádegas até sentir um alongamento leve
- Mantenha por 10-20 segundos
- Repita com a outra perna

Alonga a parte da frente das coxas (quadríceps), tornozelos e joelhos

Pernas

- Fique em pé com os pés separados e alinhados com os ombros
- Mantenha os calcanhares totalmente apoiados no chão, dedos dos pés apontando para a frente
- Assuma uma posição de joelhos dobrados (agachamento *quarter*)
- Mantenha por 20-30 segundos

Alonga panturrilhas, área do tendão de Aquiles e tornozelos; relaxa a parte posterior dos joelhos

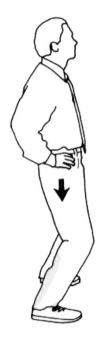

- Fique em pé com os pés separados, apontados à frente e a uma distância pouco maior que a dos ombros
- Dobre ligeiramente o joelho esquerdo e mova o quadril direito para baixo, em direção ao joelho direito
- Mantenha por 10-15 segundos
- Repita com a outra perna

Alonga a parte interna das coxas e a virilha

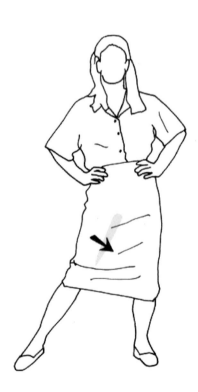

Costas

- Sentado, segure a coxa esquerda, logo acima do joelho
- Suavemente, puxe a perna dobrada em direção ao tórax
- Mantenha por 10-15 segundos
- Repita com o outro lado

Alonga a parte posterior do joelho e a região inferior das costas

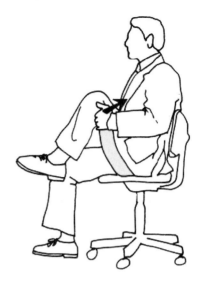

- Fique em pé com as mãos nos quadris
- Suavemente gire o tronco na altura da cintura e olhe sobre o ombro até sentir o alongamento
- Mantenha por 8-10 segundos
- Repita com o outro lado
- Mantenha os joelhos ligeiramente flexionados
- Não prenda a respiração

Alonga as costas e as laterais do corpo

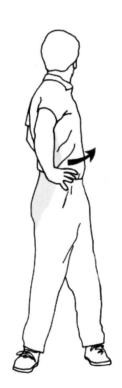

Costas

- Sente com a perna esquerda cruzada sobre a perna direita
- Descanse a mão direita sobre o lado de fora da coxa esquerda
- Com a mão, faça uma pressão constante e controlada para a direita
- Enquanto faz isso, olhe sobre o ombro esquerdo e sinta o alongamento
- Mantenha por 5-10 segundos
- Repita com o outro lado
- Respire lentamente

Alonga a região inferior das costas, lateral do quadril e pescoço

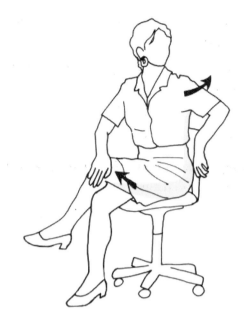

- Coloque as mãos, alinhadas com os ombros, sobre um arquivo ou na parede
- Dobre os joelhos; quadris diretamente acima dos pés
- Abaixe a cabeça entre os braços
- Mantenha o alongamento por 10-15 segundos

Alonga o pescoço, ombros, braços, região superior das costas

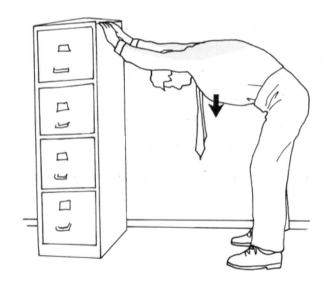

Costas

- Incline para a frente e alongue-se
- Mantenha a cabeça abaixada e o pescoço relaxado
- Mantenha por 10-20 segundos
- Use as mãos para retornar à posição vertical

Alonga as costas

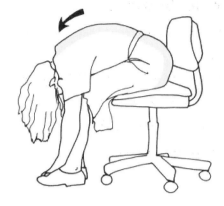

Rosto

- Levante as sobrancelhas e abra os olhos
- Ao mesmo tempo, abra a boca para alongar os músculos faciais
- Mantenha 5 segundos

Relaxa o rosto, alivia a tensão no maxilar (e faz as outras pessoas rirem!)

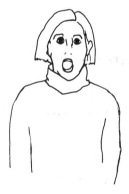

Exercícios no escritório

Estocada frontal

- Cabeça erguida, costas retas, pés separados (15 cm)
- Dê um passo à frente conforme mostrado
- Retorne à posição em pé
- Tente manter a perna de trás esticada
- Repita com a outra perna

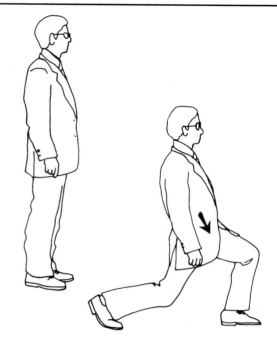

Agachamento *quarter*

- Braços cruzados na frente do tórax
- Cabeça erguida, costas retas, pés separados (40 cm)
- Agache conforme mostrado
- Retorne à posição em pé

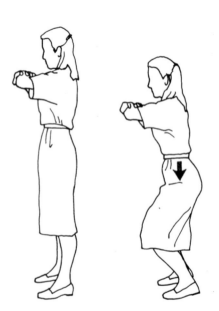

Exercícios no escritório

Projeção do tórax

- Fique em pé com as mãos apoiadas nos batentes da porta
- Pés alinhados com os ombros
- Incline para a frente, dobrando os cotovelos
- Empurre para voltar à posição inicial

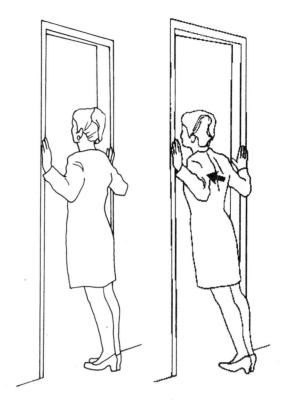

Na ponta dos pés

- Fique em pé, a uma distância de mais ou menos 1 metro de uma porta ou parede
- Incline para a frente, braços cruzados
- Costas retas, cabeça erguida, pernas travadas
- Erga-se o máximo possível, apoiando-se nos dedos dos pés
- Volte à posição inicial

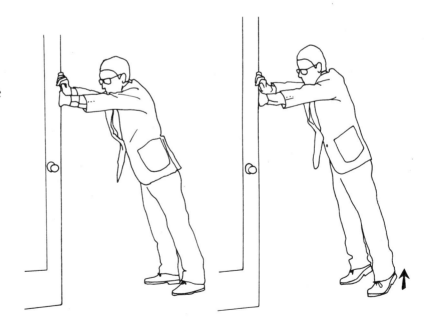

Exercícios no escritório

Agachamento

- Segurando as maçanetas da porta, fique em pé ereto, pés separados e alinhados com os ombros
- Dobre os joelhos e agache (somente até onde for confortável)
- Retorne à posição em pé
- Mantenha os braços esticados

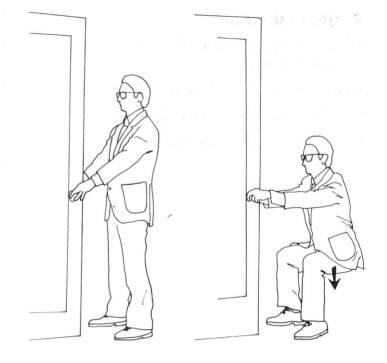

Flexão na mesa de trabalho

- Pés juntos, mãos na mesa de trabalho e braços estendidos
- Inspire e vá para a frente, dobrando os cotovelos
- Pernas esticadas, calcanhares no chão
- Retorne à posição inicial e expire

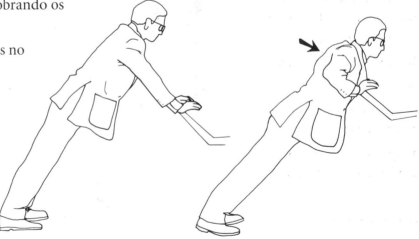

Não poderia ser mais simples

Lembre-se: você pode alongar-se em qualquer lugar, a qualquer hora. Dentro ou fora de casa, sem roupas especiais. Sem freqüentar aulas, sem professor...

Apêndice

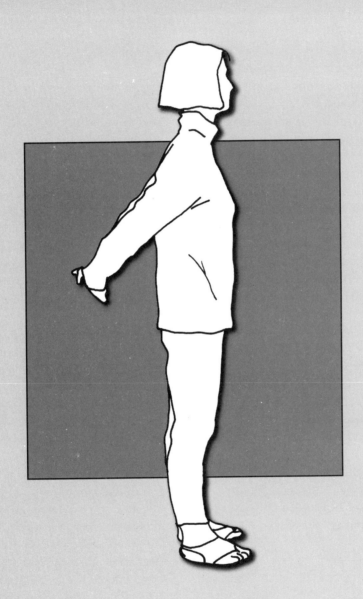

Bibliografia

Em vez de apresentar uma longa lista de material de referência, selecionamos os melhores livros, boletins informativos, catálogos e Web sites sobre o assunto e os comentamos para sua conveniência.

LIVROS SOBRE ERGONOMIA

Compute in Comfort, de Paul Linden (Prentice Hall PTR: Upper Saddle River, NY, 1995).

Um livro prático com exercícios para prevenir o estresse relacionado ao uso do computador, sugestões de postura, maneira adequada de sentar, funcionamento saudável de diversas partes do corpo e descrições detalhadas para organizar um posto de trabalho. O autor não concorda com muitos princípios ergonômicos comumente aceitos e apresenta ótimas sugestões para ajustar ou mesmo criar um posto de trabalho sob medida para suas necessidades. Esse talvez seja o melhor livro sobre como usar o corpo de maneira confortável e sem estresse e como modificar um posto de trabalho. Há uma seção sobre como trabalhar com uma caneta magnética, como usar um *laptop* e montar um posto de trabalho permanente. Uma abordagem única e detalhada.

The Computer User's Survival Guide, de Joan Stigliani (O'Reilly & Associates: Sebastapol, CA, 1995)

Um livro abrangente, amigável, sobre como permanecer saudável trabalhando em computadores. Ele enfoca o autotratamento; um capítulo chamado "A Natureza da Besta" divide as lesões por esforços repetitivos em lesões no tendão, lesões nos músculos e distúrbios nervosos e há boas informações sobre estresse. Excelente índice de recursos, incluindo catálogos de produtos, boletins informativos, grupos de apoio, livros e pesquisas de campos eletromagnéticos.

25 Steps to Safe Computing, de Don Sellers (Peachpit Press: Berkeley, CA, 1995)

Um livro pequeno, dos gurus da computação da Peachpit Press. A informação está em *bite-sized bits*, clara e prontamente acessível. Um excelente (e barato) guia que os empregadores podem oferecer aos funcionários para estimular hábitos seguros na computação. Ele é simples, bem pesquisado, útil, de fácil compreensão e particularmente adequado ao atual estilo de vida agitado. Ele abrange os princípios básicos da saúde no escritório, como manter o corpo funcionando, postos de trabalho seguros, como encontrar o médico certo e fala sobre gravidez e computação. Guarde-o em sua escrivaninha.

Zap! How Your Computer Can Hurt You and What You Can Do About It, de Don Sellers (Peachpit Press: Berkeley, CA, 1995)

Do mesmo autor do livro anterior. Este é mais abrangente e detalhado no que se refere a lesões e tratamentos relacionados à computação. Afirma-se que mais de 4 milhões de pessoas nos Estados Unidos sofrem de algum tipo de LER e que estas constituem mais de 60% de todas as doenças relacionadas ao local de trabalho. A sua abordagem é minimizar as chances de você ser prejudicado pelo computador e oferecer informações e exercícios para prevenir as LER. Abrange muitos assuntos, incluindo radiação do monitor, princípios ergonômicos, sugestões de iluminação e refrigeração, dor nas costas, Síndrome do Túnel do Carpo etc. Muito extenso, com uma seção de referências completa, provavelmente o melhor dos livros.

Vision Comfort at VTD's — The Ergonomic Positioning of Monitors and Work Documents, de Stewart B. Leavitt (MicroCentre, 5300 N. Irwindale Ave. Irwindale CA, 91706; 1-800-966-5511). Disponível gratuitamente.

Esse é um excelente (apesar de um pouco técnico) folheto de 25 páginas sobre fadiga visual e vídeo. Leavitt conclui que a maioria das pessoas coloca os monitores numa posição muito alta para permitir uma visão confortável e que a altura deve ser determinada, não pela regra comum "parte superior-do-monitor-no-nível-dos-olhos", mas sim pela acuidade visual do usuário, tamanho e qualidade do monitor, tipo de trabalho realizado e tamanho das letras. Embora o seu principal objetivo seja recomendar a organização de postos de trabalho, ele apresenta uma discussão completa e interessante sobre a visão humana e sobre os fatores que podem causar desconforto ou dificuldade durante o uso de computadores e leitura de documentos.

Bibliography

LIVROS SOBRE LESÕES

The Carpal Tunnel Syndrome Book, de Mark A. Pinsky (Warner Books, Nova York, NY, 1993).

Esse é um livro de bolso, barato, com um título um tanto enganador. Ele abrange uma série de distúrbios por trauma cumulativo, *incluindo* a Síndrome do Túnel do Carpo. Se você tem qualquer problema semelhante às LER, seria bom ler esse livro para saber mais a respeito do assunto quando conversar com um médico. Há algumas técnicas de auto-exame que você pode fazer para saber qual é o seu problema. Curiosamente, o autor afirma que as lesões podem ser muito mais comuns do que indicam as estatísticas federais. Os sindicatos argumentam que pode haver entre 10 e 20 milhões de pessoas com distúrbios por trauma cumulativo!

Conquering Carpal Tunnel Syndrome, de Sharon J. Butler (Advanced Press, Berwyn, PA, 1995).

Mais de 40 alongamentos e exercícios para pessoas com lesões por esforços repetitivos. Há referências cruzadas para o problema de digitação (formigamento dos dedos, cotovelos doloridos etc.) até exercícios para aliviar a condição. Há também um quadro de profissões com exercícios recomendados para cada grupo; um conjunto de exercícios para arquitetos e dentistas, outro para carpinteiros e guitarristas etc. Uma característica única é o número de alongamentos para punhos, mãos, dedos e polegares. A autora pratica Hellerwork, desenvolvido a partir do Rolfing, e enfatiza a liberação do tecido conjuntivo do corpo, ou miofáscia, para levá-lo de volta a um estado mais normal, recuperando assim a flexibilidade e amplitude de movimento.

Listen to Your Pain: The Active Person's Guide to Understanding, Identifying and Treating Pain and Injury, de Ben E. Benjamin, Ph.D. (Penguin Books, Nova York, NY, 1984).

Esse é um livro principalmente para atletas machucados, mas também é o melhor livro disponível sobre lesões em geral, sejam causadas pelo esporte, acidentes, ou desgaste gradual. (Uma exceção é que ele não abrange problemas nas mãos, punhos ou antebraços.) Ele é dividido de acordo com as partes do corpo e apresenta excelentes métodos de autodiagnóstico para identificar a lesão, seguidos de tratamentos passo a passo para facilitar a cura. Um excelente livro de referência para a sua biblioteca.

Repetitive Strain Injury, de Emil Pascarelli, M.D. e Deborah Quilter (John Wiley & Sons, Nova York, NY, 1994).

Um dos melhores livros sobre LER, escrito por um médico com muita experiência — ele trabalhou com mais de mil pessoas com lesões, muitas das quais eram músicos. Ele chama as LER de "uma tragédia evitável", descreve os sinais de aviso, classifica diferentes tipos de LER (o último é particularmente conciso e instrutivo), explica as opções de tratamento e fala a respeito da organização do posto de trabalho. Há uma boa seção denominada "A estrada para a recuperação", com sugestões sobre como lidar com um médico, cuidar de si mesmo, trabalhar durante a fase de recuperação, atividades cotidianas e prevenção de outras lesões.

Soft Tissue Pain and Disability, de Rene Cailliet, M.D. (F.A. Davis, Filadélfia, PA, 1977).

Rene Cailliet escreveu uma série de livros muito respeitada abrangendo lesões em diversas partes do corpo. Eles são mais dirigidos a médicos do que a leigos, mas incluem orientações sensatas para diagnóstico e tratamento que podem ser úteis aos pacientes que queiram discutir mais profundamente os seus sintomas com os médicos. Esse livro trata das lesões nos tecidos moles da região inferior das costas, pescoço, braços, ombros, cotovelos, punhos, mãos, quadril, joelhos, pés e tornozelos. Desenhos claros.

LIVROS SOBRE CONDICIONAMENTO FÍSICO GERAL

Alongue-se, de Bob Anderson; ilustrado por Jean Anderson (Summus Editorial, São Paulo, 1983)

Um dos livros mais populares sobre condicionamento físico no mundo, com mais de 2 milhões de exemplares vendidos e traduzido para 17 idiomas. Um resumo gráfico claro, agradável, de 200 diferentes alongamentos com séries de 1-2 páginas para alongamentos diários, alongamentos assistindo televisão, alongamentos para dor na região inferior das costas, para fazer após permanecer sentado, antes de caminhar, bem como programas de alongamento para mais de 20 esportes. Há um índice "Prescrições para alongamentos e exercícios" no final do livro, que pode ser usado pelos leitores ou profissionais da medicina para criar programas diferentes de alongamentos.

Bibliografia

Entrando em forma, de Bob Anderson, Bill Pearl e Ed Burke; ilustrado por Jean Anderson (Summus Editorial, São Paulo, 1996)

Um livro de exercícios excelente e abrangente para pessoas que desejam recuperar a forma. Os autores consideram a maioria dos livros sobre condicionamento físico muito ambiciosa para as pessoas comuns e produziram um livro que pode ser adaptado às condições individuais. Há uma série de programas gráficos que inicia com a "Seqüência antes das Seqüências" de três fases, para começar a prepará-lo quando você está fora de forma. No total, há 30 programas, cada um com os três componentes do condicionamento físico: alongamento, levantamento de pesos e movimento. Uma abordagem visual, simples e fácil de seguir para adquirir boa forma, especialmente útil para adultos acima de quarenta anos.

Living with Exercise: Improving Your Health Through Moderate Physical Activity, de Steven N. Blair, P.E.D. (American Health Publishing Company, Dallas, TX, 1991)

Um importante livro de condicionamento físico — para pessoas comuns. A sua abordagem ao condicionamento físico não inclui grandes realizações, desempenho complexo mas, ao contrário, é um guia mais moderado, suave. "Fazer alguma coisa é melhor do que não fazer nada", diz Blair e ele mostra como introduzir a atividade física na sua rotina diária, incluindo o exercício como parte de uma agenda movimentada. Esse livro marcou uma mudança de atitude no cenário do condicionamento físico norte-americano e a sua mensagem é estimulante e inspiradora. Blair diz: "Exercício não precisa provocar dor..."

BOLETINS INFORMATIVOS SOBRE LER

CTD News
P.O. Box 980, Horsham, PA 19044-0980
(800-341-7874)
http://ctdnews.com/

Boletim mensal dirigido às empresas interessadas em lesões por esforços repetitivos ou distúrbios por trauma cumulativo e notícias atualizadas sobre segurança ergonômica. Por exemplo, uma publicação recente incluiu o uso relativamente novo da angioplastia na STC para alongar os ligamentos do punho e da mão evitando, dessa maneira, a necessidade de cirurgia. Exemplares grátis enviados por meio de pedido.

RSI Newsletter
http://www.safecomputing.com/

Disponível somente na Web, esse é um boletim interessante para pessoas que têm lesões por esforços repetitivos. Informações sobre segurança ergonômica.

CATÁLOGOS SOBRE ERGONOMIA

AliMed Ergonomic Products
P.O.Box 9135, Dedham, MA, 02027-9135
(800-225-2610)

Amplo catálogo de talas para punho e muitos outros produtos ergonômicos para escritórios, principalmente para profissionais. Eles publicam uma revista mais resumida chamada *Ergonomics and Occupational Health.*

Fellowes Computerware.
1789 Norwood Ave., Itasca, IL, 60143 (800-945-4545)

A Fellowes fabrica mais de 400 acessórios para computador — descansos para punho, filtros para monitor, apoios para cadeiras, suportes para papel, braços ajustáveis para monitor, canetas magnéticas etc., muitos deles com *design* original. Eles têm uma equipe especializada no trabalho com empresas interessadas na prática ergonômica segura. Uma lista completa de produtos está disponível por meio de pedido.

The North American Ergonomic Resources Guide
Publicado por CTD News,
P.O. Box 980, Horsham, PA 19044-0980
(800-341-7874)

Esse é um excelente compêndio de informações sobre todos os aspectos da ergonomia: uma relação de muitos catálogos de produtos e mobiliário ergonômicos; teclados e *mouse* alternativos, sistemas de controle pela voz, livros, vídeos, software e outros recursos. Há também listas de consultores ergonômicos, conferências educacionais e databases.

Saunders Ergosource
4250 Noprex Dr., Chaska MN 55318-3047
(800-969-4374)

Catálogo de acessórios ergonômicos, ferramentas, mobiliário e literatura educacional.

Bibliografia

Upper Extremity Technology Products
UE Tech, 2001 Blake Ave., 2-A,
Glenwood Springs, CO 81601 (800-736-1894)

O catálogo contém uma série de livros sobre lesões por movimento repetitivo, *design* ergonômico, reabilitação etc. "Por terapeutas... para terapeutas."

REDE INTERNACIONAL

Computer-related Repetitive Strain Injury
http://engr-www.unl.edu/ee/eeshop/rsi.html

Esse é um excelente *site* para princípios ergonômicos completos e fundamentos das LER sem ser aborrecido ou acadêmico. O Webmaster Paul Marxhausen tem problemas de LER desde 1994 e recomenda que as pessoas com qualquer um dos sintomas mencionados "...corram, não andem, para o médico ou serviço de saúde *imediatamente*". Ele está ciente da importância do diagnóstico e tratamento precoces. Há ligações com outros *sites*, produtos e recursos, incluindo o "FindADoc", para localizar médicos especialistas em LER.

Typing Injury FAQ: A Guide to Comfortable Computing
http://www.cs.princeton.edu/~dwallach/tifaq/

Esse é o avô dos *sites* de informação on-line sobre LER. Muitas informações, com *links* em muitas direções para todos os tipos de dados sobre o assunto. Muitas informações sobre produtos como teclados, dispositivos apontadores alternativos, mesas de trabalho e cadeiras, uma lista bastante completa de diversos programas de *software* que o lembrarão de alongar-se enquanto digita e um arquivo de lesões provocadas pela digitação.

Shelter Online
http://www.shelterpub.com

O website da Shelter Publications, com informações sobre alongamento (incluindo — opa! programas deste livro), treinamento com pesos, corrida, condicionamento físico em geral, alimentação saudável e uma variedade de outros assuntos.

INTERNET NEWSGROUPS

Sorehand

Um *newsgroup* de pessoas com problemas relacionados ao computador. Essas são as pessoas nas trincheiras. Se você assinar, fique prevenido, pois receberá uma tonelada de *e-mails*. A maior parte é útil e atualizada — um exemplo da facilidade única da troca de informações via Internet. A ironia é que os dados de grande auxílio, chegam até você por meio do mesmo dispositivo que está causando o problema.

Para assinar, envie a mensagem "subscribe sorehand <seu nome>" para: listserv@itssrvl.ucsf.edu

C + health

Outra excelente fonte de informações sobre LER, com contribuidores de todo o mundo. Há algo de único e especialmente relevante nesses relatos de muitas pessoas com os mesmos problemas. A rede de pessoas que se ajudam é útil, bem como inspiradora, e as trocas são mais atuais do que em qualquer outro meio.

Para assinar, envie a mensagem "subscribe c+health <seu nome>" para:
listserv@iubvm.ucs.indiana.edu

Ferramentas

De vez em quando você precisa de uma ajuda — ou de uma ferramenta de ajuda — para fazê-lo sentir-se melhor. Nestas duas páginas há uma relação de *body tools* que podem ser usados para automassagem e relaxamento no escritório. Elas ajudam a aliviar a dor e a tensão. Todos, com exceção da *The Back Revolution* podem ser guardados em sua mesa de trabalho.

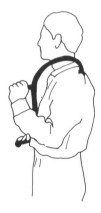

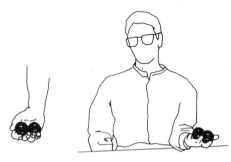

TheraCane: ferramenta de acupressão. Relaxa áreas rígidas, doloridas — cria a pressão que você deseja. Excelente para a região média das costas (entre as omoplatas), laterais do pescoço, ombros.

Chinese Balls: exercício para as mãos. Girar as bolas numa direção, depois em outra desenvolve os pequenos músculos das mãos, melhora a circulação dos braços, pode ajudar a prevenir a Síndrome do Ttúnel do Carpo.

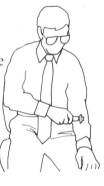

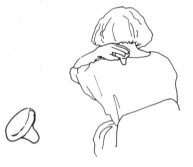

Trigger Wheel: roda de náilon com 5 cm e cabo de 11 cm para massagem profunda. Trabalha em "pontos de gatilho" dos músculos. Pode ser usada diretamente sobre a pele ou roupa leve. Funciona como um pneu que roda para trás e para a frente sobre o pavimento.

Knobble: pequena ferramenta manual para fazer massagem nos tecidos profundos ou pressionar pontos de liberação. Evita o desgaste nas mãos. Feita de madeira sólida.

Body Tools

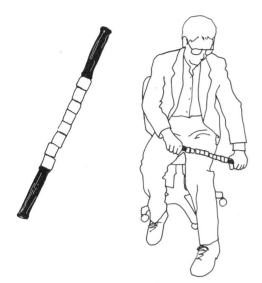

The Stick©: aparelho manual de massagem. Usado por atletas para relaxar "pontos de gatilho bloqueados" (músculos *knotted-up*). O centro flexível tem hastes giratórias.

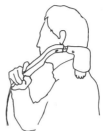

Panasonic Shiatsu Accutap II©: a massagem com pancadinhas leves estimula os músculos, alivia a tensão. Especialmente bom para rigidez no pescoço e ombros. Dois níveis de intensidade, dez velocidades. Mantenha-o perto do computador. (Quando você estiver usando o *mouse* com uma das mãos, pode usar esse aparelho para relaxar o pescoço e os ombros com a outra mão.)

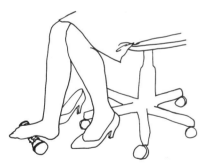

The Foot Massage©: 5 cm por 22 cm, com saliências de borracha firme para massagem nos pés e aros de borracha para proteger o piso. Excelente ferramenta para pés cansados.

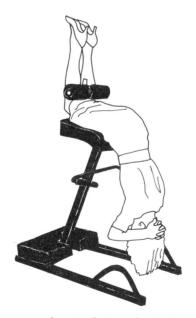

The Back Revolution©: Verdadeiramente uma revolução, muito melhor do que se pendurar pelos calcanhares, esse aparelho alonga a coluna, descomprime discos e faz maravilhas para pescoços doloridos, rígidos. Você obtém benefícios usando-o apenas uma ou duas vezes por dia.

Índice de alongamentos

Aqui encontram-se todos os alongamentos do livro, permitindo a seleção de alongamentos por parte do corpo. Ele também pode servir como guia para profissionais da saúde na prescrição de programas individuais de condicionamento físico ou reabilitação. Tire uma cópia e faça um círculo nos alongamentos prescritos.

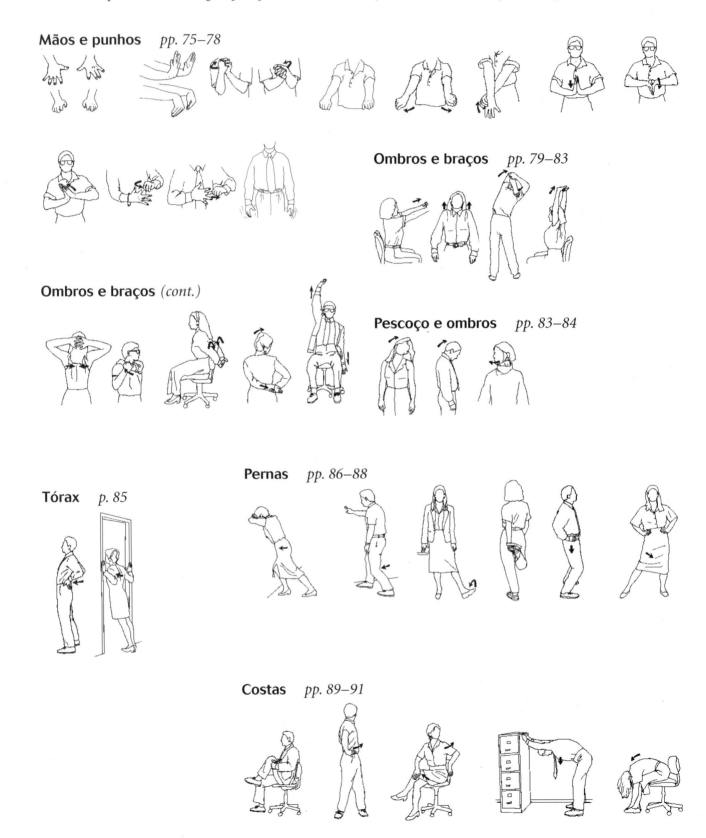

Índice de alongamentos

Rosto *p. 91*

Alongamentos no telefone *p. 41*

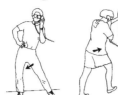 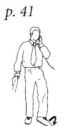 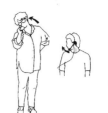 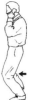

Alongamentos espontâneos *pp. 38–39*

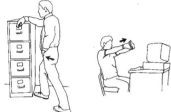 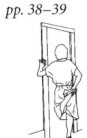 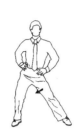 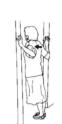 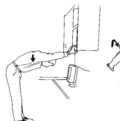 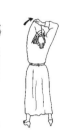

Alongamentos espontâneos *(cont.)*

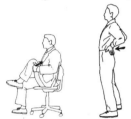 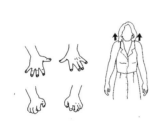

Bons hábitos *pp. 66–67*

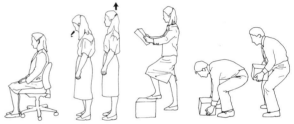

Exercícios no escritório *pp. 92–94*

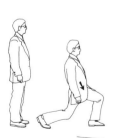 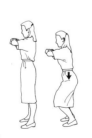 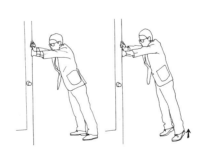 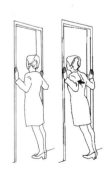

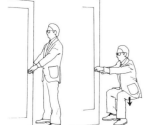 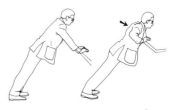

Índice

Nota: Os números de páginas em *itálico* referem-se às ilustrações

Agachamento, *68, 92, 94*
Alongamentos
  antebraço, *64, 75-77*
  área de Aquiles, *86, 88*
  braços, *20-22, 29, 30, 32-40, 42-45, 47, 48, 62-64, 85, 90*
  instruções para, *79-83*
  costas, *32-34, 37, 85, 89-91*
  região inferior, *31, 33, 34, 37, 39, 43-45, 47, 48, 89, 90*
  região superior, *30, 32, 37, 39, 44, 47, 48, 49, 63, 81, 90*
  coxas, *31, 34, 38-41, 44, 46, 49, 87, 88, 92, 94*
  dedos, *62, 64, 75, 78, 79*
  diversas finalidades, 48-49
  drástico, 23
  joelhos, *87*
  laterais do corpo, *47, 80, 89*
  mãos, *29, 32, 33, 37-39, 45, 47, 62, 64, 65, 82*
  maxilar, *29, 91*
  ombros, *21, 22, 29, 30, 32, 33, 34, 36, 38-41, 44-49, 62-63, 80, 90*
  instruções para, *79-84*
  panturrilha, *40-42, 47, 49, 86, 88*
  parte posterior do joelho, *78, 89*
  parte superior do corpo, *94*
  perna, *38, 40, 42, 46, 49, 86-88, 93*
  pescoço, *22, 29, 30, 34-36, 40, 41, 46, 48, 62-63, 79,71-75, 90*
  polegar, *62, 64, 78*
  progressivo, 16, 23
  punhos, *32, 33, 35, 36, 38, 45, 47, 62-65, 79*
  instruções para, *75-77*
  quadríceps, *87*
  quadril, *90*
  rosto, *29, 37, 41, 46*
  instruções para, *91*
  startup (bom-dia), *29*
  suave, 16, 23
  tórax, *37, 39, 43, 48, 81, 82, 85, 93*

  tornozelo, *34, 41-43, 48, 86, 87, 88*
  tríceps, *80*
  virilha, *88*
Alongar
  antes de caminhar, *42*
  benefícios de, 15, 59-60
  com segurança, 16, 20
  diferente de exercício, 17
  dor e, 17, 19
  eficaz, 17, 20
  em pé, 46-49
  espontaneamente, 38-39
  horas para, 14
  inadequadamente, 16
  lugares para, 14
  na copiadora, 40
  na posição sentada, 44-45, 48-49
  ao final do expediente, *43*
  no telefone, 41
  on-line, 35
  para digitadores, 32
  para estresse, 36-37
  para evitar LER, 15, 62-65
  preliminar, série para, 20-23
Antebraços
  alongamentos para, *64*
  como alongar, *75-77*
Aquecimento, alongamentos para, 42
Aquiles área, alongamentos para, *86,88*
Articulações, rigidez nas, *12*
Artistas gráficos, alongamentos para, *33*

Bibliografia, 98-101
Blair, dr. Steven, 70
Boletins Informativos, 58, 100
Braço(s)
  alongamentos para prevenir lesões no, 62-64
  alongamentos para, *85, 90*
  artistas gráficos, alongamentos para, *33*
  como alongar, 79-83
  digitadores, alongamentos para, *32*
  preliminares, alongamentos, 20-32

  rigidez, alongamentos para, *30*
  startup, alongamentos para, *29*
  alongar
  antes de caminhar, *42*
  em pé, *48, 49*
  em reuniões, *34*
  espontaneamente, *38, 39*
  na copiadora, *40*
  na posição sentada, *45, 46, 48*
  no final do expediente, *43*
  on-line, *35*
  para estresse, *36, 37*
  veja também antebraços
Bureau of Labor Statistics, 12, 54

Cadeira
  ergonômica, 66
  posição da, 67
Caminhadas, fazendo, 70, 71
Caminhar, alongamentos antes de, 42
Caneta magnética, problemas com o uso de, 33
Circulação, alongamento e, 12, 78, *87*
Computadores, minimizando o uso de, 58-59
Condicionamento físico, livros sobre, 100
Copiadora, alongando enquanto usa a, 40
Corpo, exercícios para a parte superior (flexões), *69, 94*
Costas
  como alongar, *89-91*
  digitadores, alongamentos para, *32*
  dor na região inferior das, *31, 32, 33, 34, 37, 39, 43-45, 47, 48, 89, 90*
  exercício para, *69*
Coxas
  alongamentos para, 31, 41, 44, 46, 49, 87, 88
  exercícios para, 68, 69, 92, 94
  alongar
  em reuniões, 34
  espontaneamente, *38, 39*
  na copiadora ou impressora, 40
  na posição sentada, 44

Dedos
  como alongar, *75, 78*
  alongamentos para, *62, 64, 79*
DeQuervain, síndrome de, 55
Descanso, importância do, 58
Digitadores, alongamentos para, *32*
Distúrbio por trauma cumulativo, 54
Dor
  alongamento e, 17, 19, 31
  postura para evitar, 66-67
  região inferior das costas, 12, 31
Em pé
  alongar, 46-49
  postura, 66, 67
Equipamento para descanso dos punhos, 57
Ergonomia, 13, 56
  catálogos, 100-101
  livros sobre, 98-99
Ergonomia em Escritórios Computadorizados (Grandjean) , 51
Escritório, exercitando no, 68-69, 92-94
Estresse, trabalho no computador e, 13
  alongamentos para, 36-37
Exercício
  diferente de alongamento, 17
  no escritório, 68-69, 92-94
  importância do, *60, 70, 71*
Exercícios
  coxa, 68, 69
  fortalecimento dos músculos, 68-69
  parte superior do corpo, 69
  perna, 68
  região superior das costas, 69

Ferramentas, 102-103
Flexão na na mesas de trabalho, 69, 94

Grandjean, Etienne, 51

Impressora, alongando enquanto espera a, 40
Internet Newsgroups, 101

106

Índice

Joelhos, alongamento para, *87*

Laterais do corpo, alongamento para, *47, 80, 89*
Lat, alongamento, 69
Leavitt, Stewart B., 57
Lentes, 59
LER, *veja* lesão por esforços repetitivos
Lesão por esforços repetitivos, (LER), 12, 32, 54-55
   cura e, 61
   lidando com, 55, 60
   livros sobre, 99
   predominância de, 54
   prevenindo, 15, 60, 62-65
   sintomas de, 55
Levantamento de pesos, procedimento seguro para, *67*
Living With Exercise (Blair), 70
Lunge, *front, 68, 92*

Mãos
   alongamentos para, *80-82*
   artistas gráficos, alongamentos para, *33*
   como alongar, 75-78
   digitadores, alongamentos para, *32*
   startup, alongamentos para, *29*
   alongar
      em pé, *47*
      espontaneamente, *38, 39*
      na posição sentada, *45*
      para estresse, *37*
      para prevenir LER nas, *62, 64*
Máquinas de escrever, benefícios de, 54
Maxilar, alongamento para *29, 91*
Mesa de trabalho, disposição e problemas da, 22
Monitor, posicionamento do, *57*
Mouse
   lesão e, 54
   usando com segurança, 58

Mouse pad, posicionamento, 57
Movimento, importância do freqüente, 58, 70-71
Músculos, rigidez dos, 12

Na ponta dos pés, *68, 93*
O*ccuTrax* (boletim informativo), 58
Óculos, *veja* lentes
   Olhos, e trabalho no computador, 57
   cuidados com os, 33, 59
Ombro (s)
   artistas gráficos, alongamentos para, *33*
   como alongar, 79-84
   digitadores, alongamentos para, *21, 22*
   rigidez, alongamentos para, *30*
   startup alongamentos para, *21, 22*
   alongar
      em pé, *46, 48, 49, 90*
      espontaneamente, *39*
      na copiadora ou impressora, *40*
      na posição sentada, *44, 45, 47*
      no telefone, *41*
      on-line, *35*
      para estresse, *36*
      para evitar LER no, *62, 63*
On-line, alongando, *35*
Onsight Ergonomics Products Research Guide, 59

Panturrilha, alongamentos para, *40-42, 47, 49, 86, 88*
Parte posterior do joelho, *88, 89*
Pascarelli, Emil, 55
Pausas, importância das, 32, 58
Pearl, Bill, 68
Pernas
   alongamentos para, *38, 40, 42, 46, 49*
   como alongar, *86-88*

exercícios para, *68, 93*
Pescoço
   alongamentos para, *79, 81, 82, 90*
   como alongar, 83-84
   preliminares, alongamentos, *22*
   rígido, *12, 30*
   alongar
      em pé, *46, 48*
      em reuniões, *34*
      na copiadora ou impressora, *40*
      no telefone, *41*
      on-line, 35
      para estresse, *36*
      para prevenir LER no, *63*
Polegar, alongamento para, 62-64
Posição sentada
   alongando na, 44-45, 48-49
   antídoto para, 70
   postura para, 66
Posto de trabalho, disposição de, e problemas do, 13
Postura, para evitar dor, 66-67
Projeção do tórax, 69, 93
Punho (s)
   alongamentos para, 62, 79
   artistas gráficos, alongamentos para, 33
   como alongar, 75-77
   digitadores, alongamentos para, 32
   posição do, trabalhando, 57
   alongar
      em pé, 47
      espontaneamente, 38
      na posição sentada, 45
      on-line, 35
      para estresse, 36
      para evitar LER no, 63-65

Quadríceps, alongamento para, *87*
Quadril, alongamento para o lado do, *90*

Rede Internacional, 59, 101

Repetitive Strain Injury (Pascarelli), 55
Reuniões, alongando durante, 34
Rosto
   alongamentos para, *29, 37, 41, 46*
   como alongar, 91

Séries de alongamentos, 28-49
   preliminares, 20-23
   mais curtas, 35, 41, 44, 46
Síndrome, *veja* Síndrome do Túnel do Carpo
Síndrome do Túnel do Carpo (STC), 12, 55
Sintomas, de LER, 55
STC, *veja* Síndrome do Túnel do Carpo

Teclado
   lesões e, 54
   posicionando, 57-58
   usando com segurança, 58
Tela, minimizando o brilho na, 59
Telefone, alongando enquanto usa o, 41, 70
Tendinite, 55
Tensão, trabalho no computador e, 13
Tórax
   como alongar, *85*
   exercício para, *93*
   alongar
      espontaneamente, *39*
      no final do expediente, *43*
      para estresse, *37*
Trabalho, exercício durante o, 70
Typing Injury FAQ, 59
Tornozelo, alongamentos para, *34, 41-43, 49, 86, 87, 88*
Trackball, lesões e, 54, 58
Tríceps, alongamento para, 80
Virilha, alongamento para a parte interna, *88*
Vision Comfort at VDTs (Leavitt), 57, 59

Sobre os autores

Bob Anderson é o autor de *Alongue-se*, que vendeu mais de dois milhões de exemplares no mundo inteiro e foi traduzido para 17 idiomas.* Bob nasceu em Fullerton, Califórnia, e é formado pela *California State University*, em Long Beach, com credencial em educação física. Hoje em dia, Bob viaja pelos EUA, dando palestras em clínicas médicas, convenções de saúde, retiros de treinamento e centros de condicionamento físico. Geralmente, suas palestras consistem em pôr (ele e a platéia) no chão e executar alguns alongamentos suaves. Enquanto isso, Bob vai falando sobre a saúde e a importância de manter o corpo forte e flexível, assim como o coração e o sistema cardiovascular em boa forma.

Atualmente Bob tem saúde e boa forma, mas nem sempre foi assim. Em 1968, ele estava com excesso de peso (95 quilos para menos de 1,80m) e fora de forma. Começou um programa pessoal de condicionamento que o levou a pesar 67,5 quilos. Entretanto, certo dia, enquanto fazia uma aula de condicionamento físico na faculdade, descobriu que quando sentava com as pernas estendidas, ao inclinar para a frente não conseguia ir além do joelho. Então, começou a fazer alongamentos. Logo, ele descobriu que se sentia melhor e que o alongamento tornava correr e pedalar mais fácil.

A partir daí, Bob continuou a praticar aquilo que prega. Ele passa várias horas por dia correndo nas íngremes trilhas perto de sua casa no Colorado e andando em sua *mountain bike*. Participou da Maratona da Ilha Catalina, no sul da Califórnia, da Maratona de Pikes Peak dez anos seguidos, e participa regularmente da corrida de 18 milhas de Imogen Pass, de Ouray até Telluride, Colorado, num percurso que sobe até um espinhaço a 4 mil metros de altitude.

Embora Bob se exercite várias horas e com afinco, sabe que esse tipo de treinamento não é para as pessoas comuns. Por meio de suas viagens, palestras e *workshops*, ele mantém contato constante com pessoas que têm diferentes níveis de condições físicas.

Jean Anderson, esposa de Bob, desempenha um importante papel no projeto e desenvolvimento da ampla linha de produtos para alongamento da *Stretching Inc.* Jean nasceu em Long Beach, Califórnia, e é formada pela *California State University*, em Long Beach, onde recebeu o diploma em artes. No início da década de 70, quando Bob estava ensinando alongamento para os Denver Broncos, os Los Angeles Lakers e os New York Jets, Jean desenvolveu um sistema de desenhos a partir das fotografias de Bob fazendo alongamentos. Jean também trabalha com Bob no desenvolvimento de instruções de alongamentos e na criação e produção de seus diversos livros, pôsteres e vídeos de alongamentos e foi a ilustradora dos livros *Alongue-se* e *Entrando em forma*.

---

* Incluindo chinês, lituano e finlandês.

LEIA TAMBÉM

ALONGUE-SE
Bob Anderson

Preparando os músculos para o movimento, os alongamentos reduzem a tensão muscular, melhoram a coordenação, aumentam a amplitude de nossos movimentos, estimulam a circulação, desenvolvem nossa consciência corporal. São exercícios pacíficos, relaxantes, e se ajustam às necessidades individuais. Cerca de mil ilustrações, formato 21 x 28 cm. REF. 158.

AQUAGYM
A ginástica na água
Christiane Gourlaouen e Jean-Louis Rouxel

A ginástica aquática apresenta inúmeros benefícios, sem os inconvenientes de outras modalidades esportivas. O objetivo deste livro é permitir que todos possam tirar proveito desta prática. Um guia bastante amplo, contendo numerosas séries de exercícios envolvendo praticamente todas as partes do corpo. São apresentados também exercícios adaptados a situações e necessidades variadas: mar, lagos, rios, águas profundas etc. Ilustrado e em formato 21 x 28 cm. REF. 557.

COMPUTADOR E SAÚDE
Manual do usuário — Problemas, prevenção e cura
Joanna Bawa

O uso generalizado do microcomputador, em ambiente tanto profissional quanto doméstico, tem gerado uma série de conseqüências nocivas à saúde. Lesões musculares, oculares e psicológicas constituem o contrapeso das facilidades que a utilização do micro proporcionou. O livro procura antecipar a maior parte dessas conseqüências, sugerindo maneiras de evitar os males decorrentes. REF. 584.

ENTRANDO EM FORMA
Programa de exercícios para homens e mulheres
Bob Anderson, Ed Burke e Bill Pearl

A primeira parte do livro é, efetivamente, um guia de exercícios físicos, que ressalta a importância da escolha pessoal do programa a ser praticado, bem como o grau de compromisso com sua própria decisão. Os autores ressaltam o caráter "moderado" de seu método e fazem considerações sobre saúde, dieta, gravidez, osteoporose, envelhecimento etc. Ilustrado e em formato 21 x 28 cm. REF. 570.

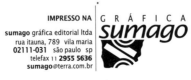

------------------------------ dobre aqui ------------------------------

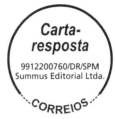

CARTA RESPOSTA
NÃO É NECESSÁRIO SELAR

O SELO SERÁ PAGO POR

AC AVENIDA DUQUE DE CAXIAS
01214-999 São Paulo/SP

------------------------------ dobre aqui ------------------------------

ALONGUE-SE NO TRABALHO

summus editorial

CADASTRO PARA MALA-DIRETA

**Recorte ou reproduza esta ficha de cadastro, envie completamente preenchida por correio ou fax,
e receba informações atualizadas sobre nossos livros.**

Nome:_____ Empresa:_____

Endereço:☐ Res. ☐ Coml. _____ Bairro:_____

CEP: _____-_____ Cidade: _____ Estado: _____ Tel.: ( ) _____

Fax: ( ) _____ E-mail: _____ Data de nascimento: _____

Profissão:_____ Professor? ☐ Sim ☐ Não Disciplina: _____

1. Você compra livros:

☐ Livrarias ☐ Feiras
☐ Telefone ☐ Correios
☐ Internet ☐ Outros. Especificar:_____

2. Onde você comprou este livro?

_____

3. Você busca informações para adquirir livros:

☐ Jornais ☐ Amigos
☐ Revistas ☐ Internet
☐ Professores ☐ Outros. Especificar:_____

4. Áreas de interesse:

☐ Educação ☐ Administração, RH
☐ Psicologia ☐ Comunicação
☐ Corpo, Movimento, Saúde ☐ Literatura, Poesia, Ensaios
☐ Comportamento ☐ Viagens, Hobby, Lazer
☐ PNL (Programação Neurolingüística)

5. Nestas áreas, alguma sugestão para novos títulos?

_____

6. Gostaria de receber o catálogo da editora? ☐ Sim ☐ Não

7. Gostaria de receber o Informativo Summus? ☐ Sim ☐ Não

Indique um amigo que gostaria de receber a nossa mala-direta

Nome:_____ Empresa:_____

Endereço:☐ Res. ☐ Coml. _____ Bairro:_____

CEP: _____-_____ Cidade: _____ Estado: _____ Tel.: ( ) _____

Fax: ( ) _____ E-mail: _____ Data de nascimento: _____

Profissão:_____ Professor? ☐ Sim ☐ Não Disciplina: _____

summus editorial
Rua Itapicuru, 613 – 7º andar 05006-000 São Paulo - SP Brasil Tel.: (11) 3872 3322 Fax: (11) 3872 7476
Internet: http://www.summus.com.br   e-mail: summus@summus.com.br

cole aqui